Heike Höfler

Die kleine ATEMSCHULE bei COPD und Asthma

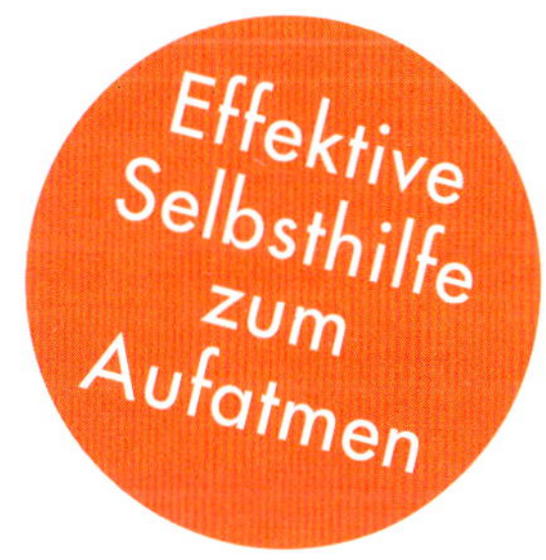

südwest

Inhalt

Liebe Leserin, lieber Leser,

wenn Sie das erste Mal – vielleicht schon nach längerem Leidensweg – von Ihrem Arzt die Diagnose COPD oder Asthma hören, erleben Sie womöglich einen kleinen Schock. Im Einzelnen wissen Sie vermutlich gar nicht so genau, was das für Sie bedeutet. Andererseits ist es natürlich eine Erleichterung endlich zu wissen, woher die zunehmende Atemnot bei oft schon kleinen Belastungen herkommt. Denn kennt man die Ursachen eines Symptoms, kann gezielt etwas dagegen unternommen werden. Und genau an diesem Punkt ist Ihre Eigenverantwortlichkeit gefragt, die einen hohen Stellenwert für den Verlauf Ihrer Krankheit und Ihre zukünftige Lebensqualität hat.
Ihr Arzt wird Ihnen Sprays und/oder Tabletten verschreiben und, wenn Sie Glück haben, auf bestehende Lungensportgruppen und die Möglichkeit einer Atemtherapie hinweisen. Wahrscheinlich erhalten Sie ein Rezept für eine bestimmte Anzahl von Anwendungen und müssen um jedes weitere kämpfen. Aber das reicht nicht aus. Werden Sie daher selbst aktiv, werden Sie zum Experten in eigener Sache, werden Sie zum Manager Ihrer Erkrankung, um sich möglichst lange eine gute Lebensqualität zu erhalten.

Damit Sie genau das in Ihrem Alltag umsetzen können, lege ich Ihnen die Lektüre dieses neuen Ratgebers ans Herz. Die Autorin Heike Höfler, staatlich geprüfte Sport- und Gymnastiklehrerin, gibt seit vielen Jahren Kurse und Seminare im Bereich Atmen und Atemgymnastik – in Zusammenarbeit mit Krankenkassen, Betrieben, Bildungswerken und anderen öffentlichen Einrichtungen.
Ich konnte Frau Höfler persönlich kennenlernen: Zu meiner großen Freude hatte sie zugesagt, unsere Deutsche Emphysemgruppe zu ihrem 20-jährigen Jubiläum mit einem Vortrag und praktischen Übungen zu unterstützen. Nach vielen Jahren rein „digitalen" Kontakts trafen wir uns endlich persönlich und waren uns sofort sympathisch – auch weil hinsichtlich des Umgangs mit Atemwegserkrankten eine große Übereinstimmung besteht. Ihr Vortrag mit einem Minimum an interessanter, gut verständlicher Theorie war durch die vielen Übungen, die das Publikum begeistert mitmachte, spannend und sehr lebendig. In lockerer Atmosphäre hatten wir trotz des eigentlich ernsten Themas viel Spaß. Ich denke, die Patienten konnten auf diese Weise erleben, wie wohltuend diese Übungen für ihr Wohlbefinden sind.

Geleitworte

Gerade Menschen mit chronischen Atemwegserkrankungen haben den dringenden Wunsch, wieder besser atmen zu können, mehr Energie für ihren Körper und mehr Wohlbefinden zu erlangen. Frau Höflers Erfahrung mit diesen Kranken spricht aus jedem ihrer Sätze: In einfachen, verständlichen Worten stellt sie den Aufbau und die Funktionsweise der Atmungsorgane dar. Sie beschreibt, was mit dem Menschen geschieht, wenn er sich müde, schlapp, lustlos und nicht mehr leistungsfähig fühlt – weil die Atmung oberflächlich und nicht ausreichend ist. Kommen dann noch Anspannung, Ängstlichkeit, Stress sowie mangelnde Bewegung dazu, ist die Folge zunehmender Sauerstoffmangel. Die Körperzellen und Organe werden nicht mehr ausreichend versorgt, Depressionen und häufig auch Panikanfälle sind die Folgen.

Ein erster Weg zur Auflösung dieser Stresssymptome führt über die richtige Atmung. Auch wenn es sich vielleicht um Neuland handelt, sollten Sie den theoretischen Teil, der dem praktischen Übungsteil vorangestellt ist, aufmerksam lesen. Die geistige und körperliche Vorbereitung sind Voraussetzungen, um die erwünschten Ziele und Auswirkungen der Atemgymnastik zu erreichen. Die Atemschulung verhilft zu körperlichem und seelischem Ausgleich, zu Harmonie und Entspannung.

Neben der Bewusstmachung des Atems stellt Frau Höfler die Entwicklung, Schulung und Pflege des Atemapparates als Ziel der Atemgymnastik vor. Dazu gehören Entspannungs-, Haltungs- und Lockerungsübungen, die für jeden nachvollziehbar sind und unbedingt angewendet werden sollten.

Dem Grundsatz dieses Ratgebers stimme ich aus eigener Erfahrung von ganzem Herzen zu: „Lernen Sie, bewusst zu atmen, und stellen Sie sich nach einiger Zeit ein Übungsprogramm zusammen, das auf Ihre speziellen Bedürfnisse zugeschnitten ist. Sie werden eine fühlbare Erleichterung im täglichen Umgang mit Ihrer Erkrankung erfahren."

Ihre Heide Schwick
Vorsitzende Deutsche Emphysemgruppe e. V.

Liebe Leserin, lieber Leser,

chronische Atemwegserkrankungen bedeuten für Millionen von Menschen unterschiedlich ausgeprägte, oft erhebliche Einschränkungen im täglichen Leben. Viele Aktivitäten fallen im Alltag zunehmend schwerer und vieles, was früher noch möglich war und Freude machte, stellt ein großes Hindernis dar oder scheint gar unmöglich.

Tatsächlich nimmt die körperliche Belastbarkeit im fortgeschrittenen Krankheitsstadium ab. Das ist für die Betroffenen spürbar und trotz aller medizinischer Therapie nicht zu ignorieren. Ein psychologischer Faktor kommt hinzu: Wenn Mut und Freude, sich körperlich zu betätigen, infolge von Luftnot gedämpft werden, neigen Betroffene dazu, sich zurückzunehmen. Unter anderem auch, um weitere Frustrationen zu vermeiden.
Dieses Verhalten wurde bis vor nicht allzu langer Zeit ärztlicherseits sogar unterstützt und gefördert – in dem guten Glauben, den Patienten damit subjektiv und auch hinsichtlich der Prognose ihrer Erkrankung zu helfen: Schonung sollte den Verlauf glimpflicher gestalten. Das Herz, durch die chronische Lungenerkrankung sowieso belastet, sollte geschont und nicht durch körperliche, im Alltag nicht unbedingt erforderliche Betätigungen zusätzlich angestrengt werden. Heute allerdings wissen wir, durch zahlreiche wissenschaftliche Untersuchungen belegt, sicher, dass genau das Gegenteil der Fall ist. Regelmäßige körperliche Betätigung bewirkt nicht nur eine Besserung des subjektiven Befindens, sondern erlaubt auch die Prognose: Aktive leben länger!

Geleitworte

Das vorliegende Buch ist ein sehr hilfreicher Pfad, diesen Weg zu gehen: Es schildert äußerst anschaulich und nachvollziehbar die zahlreichen Möglichkeiten, in jedem Stadium, auch den fortgeschrittenen Stadien der COPD, die körperliche Fitness lange zu erhalten oder zu verbessern. Darüber hinaus enthält es sehr hilfreiche Hinweise, wie durch leicht und überall durchzuführende Übungen Erleichterungen der Einschränkungen, insbesondere der Luftnot, erreichbar sind.

Ich lernte Heike Höfler im Rahmen ihrer engagierten Vortragstätigkeit kennen und schätzen und erlebte, wie sie aus ihrem langjährigen Erfahrungsschatz schöpfend im Umgang mit diesem Thema und im Einsatz für die Patienten hilfreich wirkt.

Ich wünsche diesem Buch eine weite Verbreitung, es hat es verdient und die Patienten haben es verdient!

Dr. med. Hubert Langhorst
Chefarzt und Ärztlicher Direktor a.D.
des Krankenhauses St. Vinzenz Braunschweig
Facharzt für Innere Medizin
Lungen- und Bronchialheilkunde

Liebe Leserin, lieber Leser,

vermutlich hat Ihr Arzt bei Ihnen Asthma, COPD oder eine andere Atemwegserkrankung diagnostiziert und deshalb halten Sie nun dieses Buch in den Händen. Vielleicht wurde Ihnen bislang auch gar keine „offizielle" Diagnose gestellt, aber Sie haben das Gefühl, dass Sie immer häufiger unter Atemnot leiden. Und jetzt suchen Sie nach möglichst sanften Möglichkeiten, Ihren Atemwegen etwas Gutes zu tun. Vorweg die gute Nachricht: Sie können Ihre Lunge und Ihre Atemwege mit Übungen und natürlichen »Tricks« pflegen und positiv beeinflussen. Je früher Sie damit beginnen, umso besser.
Außerdem sind Sie nicht allein mit Ihrer Erkrankung: Atembeschwerden und -krankheiten wie Asthma, COPD und Lungenemphysem gehören heutzutage zu den häufigsten Gesundheitsstörungen. Die Umweltbelastung, aber auch Daueranspannung durch privaten oder beruflichen Stress führen zu einer chronisch falschen Atmung, die wiederum die Ursache für viele Erkrankungen ist. So entstehen Atemmuster und Schonhaltungen, die nur durch die Bewusstmachung des Atems wieder aufgelöst werden können.

Asthma ist eine chronische, anfallartige und entzündliche Erkrankung der Atemwege, bei der die Bronchien überempfindlich auf Umweltreize (Allergene) reagieren. Häufig beginnt sie bereits im Kindesalter, wobei Veranlagung eine große Rolle spielt. In späteren Jahren können auch veränderte Lebensgewohnheiten und Umwelteinflüsse die Atemwege anfälliger machen.
Asthma ist mittlerweile weltweit eine der häufigsten chronischen Erkrankungen, die Zahl der Betroffenen hat sich in den letzten 30 Jahren verdoppelt. Forscher gehen davon aus, dass Luftverschmutzung, Allergien, aber auch Stress zur Verbreitung der Krankheit beigetragen haben. Das Therapiekonzept besteht neben der medikamentösen Behandlung und der Patientenschulung besonders in Bewegungs- und Atemübungen.

Das Krankheitsbild COPD (englisch: chronic obstructive pulmonary disease, deutsch: chronisch obstruktive Lungenerkrankung) entwickelt sich schleichend. Aus einer anfänglich chronischen Bronchitis kann sich über Jahre hinweg zunächst unbemerkt eine COPD entwickeln. Die Ursache ist in 90 Prozent der Fälle

langjähriges Zigarettenrauchen oder Luftverschmutzung, Infektionen und in seltenen Fällen Erbkrankheiten. Folge des Qualms ist eine chronische Entzündung der Atemwege (chronische Bronchitis).
Die Krankheit durchläuft mehrere Stadien und wird häufig erst im fortgeschrittenen Stadium erkannt. Beim Welt-COPD-Tag im November 2017 waren sich die Fachleute jedoch darüber einig, dass die Patienten neben der medikamentösen Therapie den Krankheitsverlauf durch Eigeninitiative durchaus beeinflussen und damit ihre Lebensqualität entscheidend verbessern können. Studien belegen immer wieder, dass Bewegung, Atemübungen, Atemmuskeltraining, atemerleichternde Atemtechniken und auch Entspannung effektiv dazu beitragen, die Erkrankung in Schach zu halten.

Mithilfe der erprobten atemtherapeutischen Bewegungs-, Dehn- und Entspannungsübungen in diesem Buch, kombiniert mit der richtigen Atemtechnik und dem Erlernen der tiefen „natürlichen" Atmung, können Sie sich aus der Abwärtsspirale der Luftknappheit befreien und Ihre eigenen Grenzen Schritt für Schritt wieder erweitern. In diesem praxisnahen Ratgeber finden Sie nicht nur die besten Atemübungen, sondern auch weitere praktische Tipps, die den Atem befreien und das Atmen erleichtern. Das Wissen über den Atem und über effektive Atemübungen gibt Ihnen Selbstsicherheit und kann bei akuter Atemnot und Angstzuständen eine enorme Hilfe darstellen.

Der Atem wirkt auf jede Zelle unseres Körpers. Alle Übungen sind deswegen sowohl bei psychischen Problemen, Erschöpfung und Stresszuständen als auch bei Herz-Kreislauf- und anderen Organerkrankungen hilfreich und wirkungsvoll. Viele Menschen haben in unserer schnelllebigen Kultur verlernt, ökonomisch beziehungsweise „natürlich" zu atmen. In Stress- und Anspannungsphasen halten wir den Atem häufig an, atmen gepresst und lassen die Atemluft nicht in die Tiefe fließen. Dabei ist gerade der tiefe Atem wertvoll, denn er beeinflusst nicht nur jede Körperzelle, sondern auch unsere Emotionen. Nur die tiefe sogenannte Zwerchfellatmung sorgt dafür, dass jede Körperzelle mit genügend Sauerstoff versorgt wird, genügend Abfallstoffe wie Kohlendioxid abtransportiert werden und das Blut gereinigt wird. Vertiefte Atmung führt außerdem dazu, dass der für Entspannung zuständige Teil des vegetativen Nervensystems, der

Parasympathikus, aktiviert und sein Gegenspieler, der Sympathikus, gedämpft wird. Dadurch werden (Muskel-)Anspannungen verringert, die Blutgefäße erweitern sich und die Herzfrequenz verlangsamt sich.

Das heißt: Wenn wir wieder lernen, tief zu atmen, können wir entspannen und den Stresspegel in Körper und Geist senken. Deshalb ist langsames, tiefes Atmen in jeder Angstsituation wichtig. Jeder Asthmatiker weiß, wie wertvoll es ist, sich auf den tiefen Atem zu konzentrieren, wenn ein Anfall im Anmarsch ist. Das Gleiche gilt für Menschen mit Angstattacken und anderen psychischen Störungen. Gewöhnen Sie sich also an, immer wieder tief durchzuatmen, um Körper, Seele und Geist etwas Gutes zu tun. Der tiefe Atem beruhigt, macht gelassener und kann ganz nebenbei auch für Geistesblitze und mehr Konzentration sorgen.

Im ersten Teil dieses Buches finden Sie detailliertes Hintergrundwissen rund um die Atemwege sowie das Atemsystem. Außerdem erfahren Sie, wie COPD und Asthma entstehen und was dabei im Körper passiert.
Im zweiten Teil erwarten Sie grundlegende Atemübungen und hilfreiche Vorstellungsbilder sowie acht ausgeklügelte Übungsprogramme, die sich ganz unkompliziert in den Alltag integrieren lassen. So manche Übung, beispielsweise die Lippenbremse auf Seite 41 oder die Bauchatemübung auf Seite 42, wird für Sie vermutlich bald genauso zum Alltag gehören wie das tägliche Zähneputzen. Denn Sie werden jedes Mal spüren, wie gut sie Ihnen tun – das kann und wird Ihre Lebensqualität entscheidend erhöhen.

Alle Übungen in diesem Buch wurden mit Atempatienten in Kurkliniken und Kursen für Krankenkassen erprobt. Sie sind nicht nur höchst effizient, sondern tun auch einfach „nur“ gut. Spaß machen sie außerdem – die Vielseitigkeit der Übungen lässt das Praktizieren nicht langweilig werden und wird Sie begeistern.

Ich wünsche Ihnen alles Gute!

Ihre Heike Höfler

Das erwartet Sie in diesem Buch:

+ **Den Atemvorgang verstehen:** Der natürliche Atemrhythmus, Atemtiefe versus flaches, oberflächliches Atmen.
+ **Den Atem ökonomischer machen:** Wie können Sie mit möglichst wenig Anstrengung möglichst tief atmen?
+ **Kräftigung und Mobilisierung der Atemmuskeln:** Davon profitiert vor allem das Zwerchfell.
+ **Die Nase als Klimaanlage des Körpers:** Durch Atemtechnik und Lippenbremse die Bronchien entkrampfen und erweitern.
+ **Die Haltung beachten und optimieren:** Dies verschafft der Lunge mehr Weite.
+ **Brustkorb und Brustmuskeln beweglich machen:** Auf diese Weise lösen sich Verspannungen.
+ **Atemerleichternde Körperhaltungen**
+ **Entspannung:** Damit Körper, Geist und Seele abschalten können.
+ **Vorstellungsbilder:** Sie erleichtern die Entspannung und das Gefühl für den tiefen Atem.

Den Atem kennenlernen

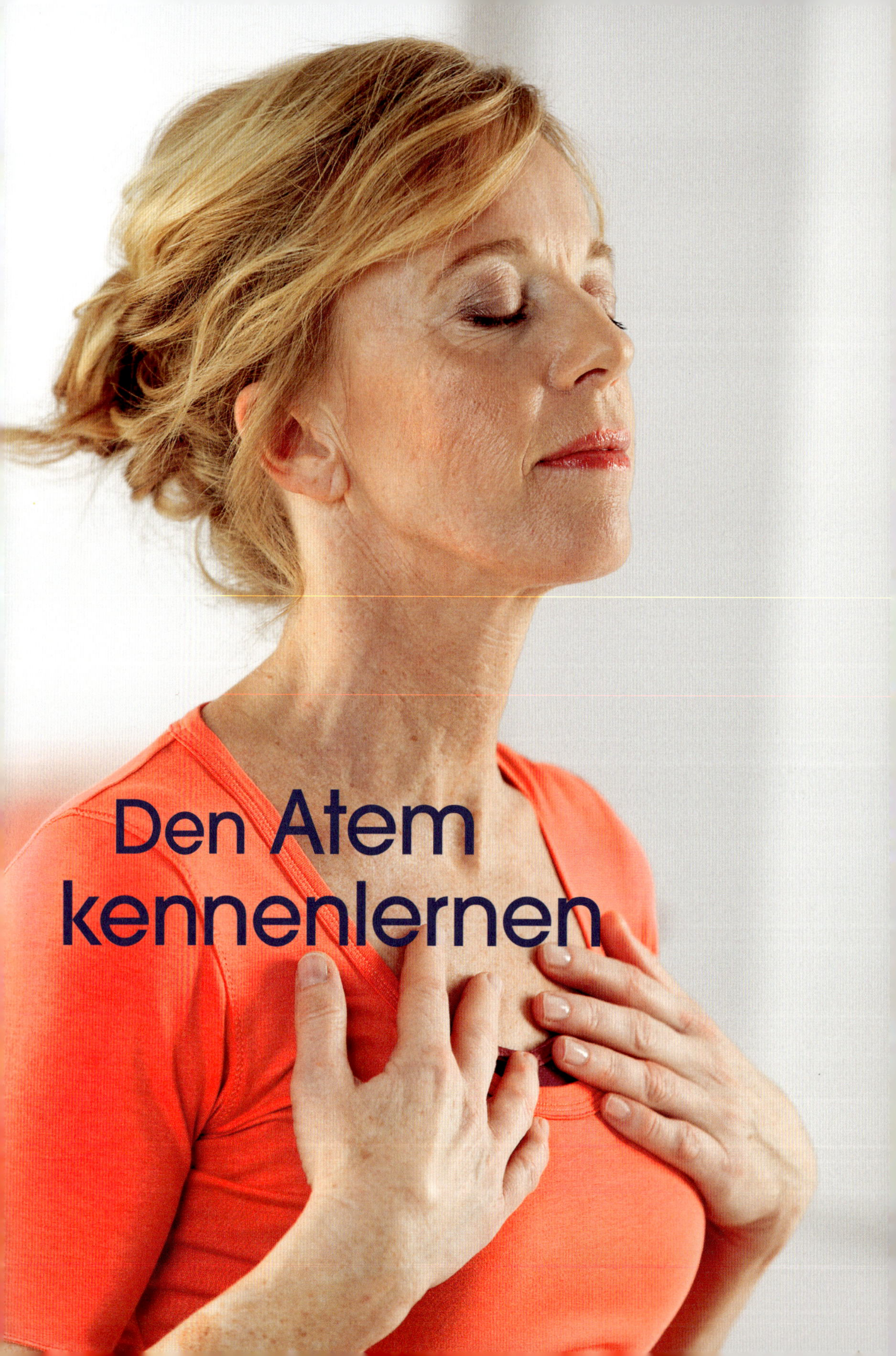

Der Atemvorgang

Um die Krankheiten COPD und Asthma besser verstehen zu können, ist es sinnvoll, zunächst einmal einen Blick auf die Atemorgane und den Atemvorgang im Allgemeinen zu werfen. Was passiert bei der Atmung überhaupt? Welche Organe und Körperbereiche sind besonders daran beteiligt? Und wie lassen sich diese positiv beeinflussen?

Die Einatmung

Der Vorgang des Einatmens geschieht aktiv durch Muskelkraft, genauer gesagt durch das aktive Zusammenziehen des Zwerchfells und der äußeren Zwischenrippenmuskeln. Damit die Luft eingesogen wird, müssen die Retraktionskräfte der Lunge, also die elastischen Rückstellkräfte des Lungengewebes, überwunden werden. Der Brustkorb wird durch das Zwerchfell und die Zwischenrippenmuskeln aktiv in alle Richtungen erweitert. Durch ihr Zusammenwirken und ihre Anspannung wird der Thoraxraum (Brustraum) vergrößert: Die Rippen fächern sich auf, der Brustkorb weitet sich, das Zwerchfell macht nach unten Platz. Im Pleuraraum, ein spaltförmiger, mit Flüssigkeit gefüllter Raum zwischen der Brustwand und der Lunge, besteht ein Unterdruck, der dafür sorgt, dass die Lunge fest an der Brustkorbwand anliegt. Das heißt, die elastischen Lungenflügel müssen der Ausweitung des Raumes folgen und sich weiten. Dabei wird ein Unterdruck in der Lunge erzeugt und Luft wird eingesogen.

Man muss die Luft dazu nicht krampfhaft einsaugen. Das Einatmen geschieht normalerweise ganz von selbst, wenn die Einatemmuskeln sich zusammenziehen. Die Erweiterung des Brustkorbs hängt dabei erheblich von der Beweglichkeit der Rippenwirbelgelenke, der Geschmeidigkeit der Rippenknorpel und der Elastizität des Brustkorbs sowie der Lunge ab.

Tiefes Einatmen geschieht unter dem Einfluss von Zwerchfell und der äußeren Zwischenrippenmuskulatur. Bei noch tieferem Einatmen werden dazu die Treppenmuskeln und die Kopfwendemuskeln im Halsbereich sowie die Brustmuskulatur eingesetzt (Atemhilfsmuskeln). Da Menschen mit Atemproblemen diese Muskeln vergleichsweise oft einsetzen – auf Kosten des Zwerchfellmuskels – sind sie im Schulter-Nackenbereich häufig verspannt. Auch ihre Brustmuskulatur ist meistens verkürzt. Hier sind mobilisierende Übungen wichtig und wertvoll, wie Sie sie zum Beispiel im vierten Übungsprogramm ab Seite 90 finden (dort vor allem die Übungen 2, 4 und 5).

Die Ausatmung

Im Gegensatz zur Einatmung geschieht die Ausatmung passiv, indem sich die Einatemmuskeln entspannen. Der Brustkorb senkt sich, das Zwerchfell kann sich entsprechend wieder entspannt nach oben heben. Durch die Retraktionskräfte (Rückstellkräfte) der Lunge, also durch das Zusammenziehen der elastischen Fasern des Lungengewebes, wird die Luft durch die Atemwege herausgedrückt. Gleichzeitig entspannen sich die äußeren Zwischenrippenmuskeln und das Zwerchfell, das erschlafft und langsam hochgezogen wird. Dieser Prozess geschieht bei ruhiger Atmung nicht schlagartig, sondern allmählich – eine Vorstellung, die Sie verinnerlichen sollten.

Wenn die Einatemmuskeln sich entspannen, wird im Normalfall durch das Zusammenziehen der elastischen Fasern der Lunge die Luft wieder hinausgedrückt – ähnlich wie wenn man Wasser aus einem Schwamm herausdrückt oder Luft aus einem Ballon entweichen lässt, indem man das Ventil ein wenig öffnet. Der Brustkorb kehrt aufgrund der Eigenelastizität wieder in seine Ausgangsstellung zurück, die Rippen sinken durch ihr eigenes Gewicht nach unten.

Der Gasaustausch

Während des Atemvorgangs erfolgt in der Lunge der Gasaustausch: Die Lungenbläschen geben den mit der Atemluft aufgenommenen frischen Sauerstoff (O_2) ins Blut ab und nehmen gleichzeitig das für den Körper unbrauchbare Stoffwechselprodukt Kohlendioxid (CO_2) aus dem Blut auf, um es mit dem Ausatmen wieder aus dem Körper herauszuleiten. Die verbrauchte Luft enthält ungefähr vier Prozent weniger Sauerstoff und entsprechend mehr CO_2.

Atemorgane

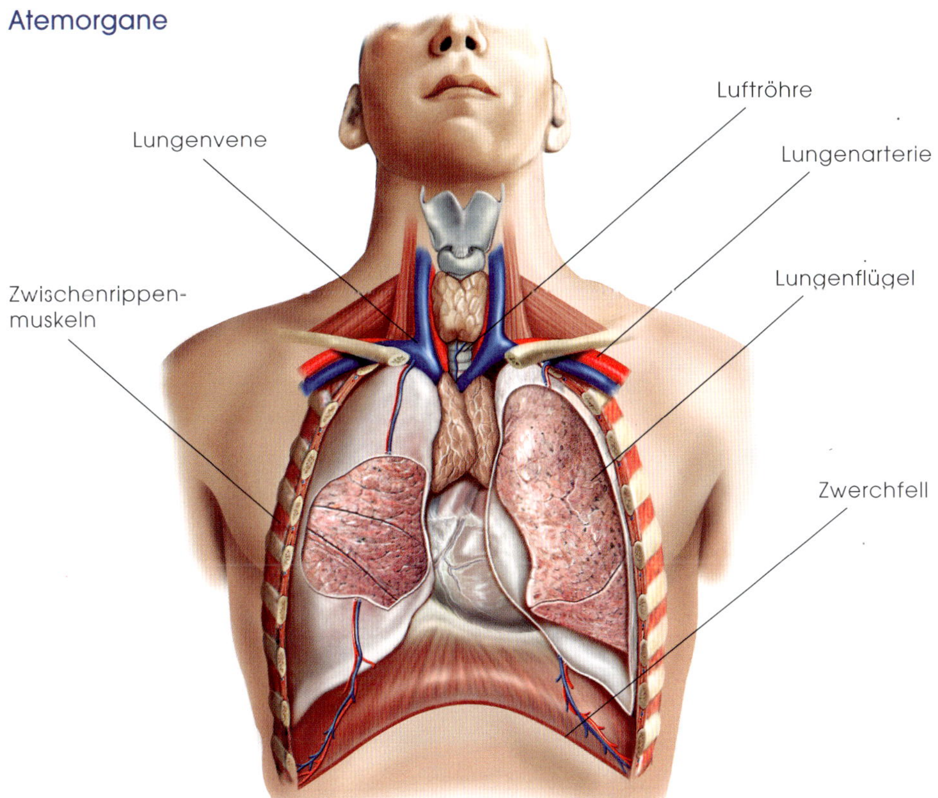

Tiefes Ausatmen

Wenn Sie tief ausatmen, werden die inneren Zwischenrippenmuskeln und die Bauchmuskeln angespannt und können so das Ausatmen unterstützen (Ausatemhilfsmuskeln). Sie können dies ab und zu ausnutzen, um während der einen oder anderen Übung – natürlich auch zwischendurch im Alltag – eine längere Ausatmung zu erreichen oder die Lunge von alter verbrauchter Luft zu reinigen. Betrachten Sie das tiefe Ausatmen selbst als eine Übung.

Eine andere Möglichkeit, die Ausatmung zu unterstützen, ist, dabei mit den Fingern oder der Handkante etwas gegen das Zwerchfell zu drücken. Alternativ können Sie auch die Rippen mit den Händen oder mithilfe eines zusammengerollten Handtuchs beim Ausatmen etwas zusammenpressen (siehe Übungsteil ab Seite 78).

Atemruhelage

In der Atemruhelage sind die entgegengesetzten Retraktionskräfte von Brustkorb und Lunge ausbalanciert.

Ruheatmung

Wie bei einem aufgeblasenen Luftballon entleert sich die zuvor gedehnte Lunge aufgrund der Vordehnung automatisch und ohne zusätzlichen Kraftaufwand. Bei der normalen Ruheatmung vollzieht sich der bei der Ausatmung beschriebene Zwerchfell-Rippen-Mechanismus.

Kombinierte Atmung (Vollatmung)

Der normale Atemvorgang setzt sich aus einer Kombination von Bauch-, Flanken- und Brustatmung zusammen, die dafür sorgt, dass die Lunge vollständig und ökonomisch gefüllt werden kann. Man spricht daher auch von einer »Vollatmung«.

Die Einatmung geschieht normalerweise von unten nach oben: Zuerst tritt das Zwerchfell tiefer, wodurch sich auch die unteren Rippen weiten. Dann wird auch der Brustkorb angehoben und die oberen Flanken weiten sich – zuerst werden die unteren und auch größeren Lungenteile mit frischer Luft gefüllt, dann die mittleren und oberen.

Bei Atemproblemen kommt die Bauch- und Flankenatmung meistens zu kurz. Sie muss daher wieder bewusst gemacht und geübt werden.

Atemfehlformen

Die weite, natürliche Atmung kann aus verschiedenen Gründen beeinträchtigt sein. Zum einen entwickeln sich im Laufe des Lebens allerlei Schon- und Fehlhaltungen, die die Atmung einschränken: Verspannungen und Verkrampfungen der Atemmuskeln sowie Verkürzungen und Verklebungen des faszialen Bindegewebes.

Zum anderen können Stress, dauernde (innere) Anspannung, Ärger und natürlich Atemnot dazu beitragen, dass die Atmung schwerer, flacher und ineffizienter wird. Nicht zuletzt können die Atemmuskeln wie alle anderen Muskeln in unserem Körper auch ermüden, etwa wenn …

- sie erhöhte Atemarbeit gegen Widerstände leisten müssen,
- die Atemarbeit aufgrund eines erhöhten Strömungswiderstands in den Bronchien erhöht ist,
- das Gewebe der Lunge und/oder der Brustkorbwände sowie der Rippenknorpel unelastisch ist oder
- sich die Muskeln aufgrund von Inaktivität zurückbilden.

Atem und vegetatives Nervensystem

Der Atem begleitet uns ein Leben lang. Er beeinflusst unsere Lebensqualität erheblich, je nachdem ob er leicht und sanft fließt oder nur schwer und stockend gelingt. Meistens wird er überhaupt erst dann richtig wahrgenommen, wenn er seine Aufgabe nicht mehr zufriedenstellend erfüllt – vor allem bei Atemwegserkrankungen, aber auch bei psychischen Problemen. Man atmet dann zu oberflächlich, beginnt zu hyperventilieren (zu schnelle und zu tiefe Atmung) oder atmet abgehackt und stockend.

Der Atem wird vom autonomen Nervensystem gesteuert, also jenem Teil des Nervensystems, das wir nicht willentlich beeinflussen können – wobei die Atmung hier eine Ausnahme ist. Er ist ein Spiegel unserer Befindlichkeit, unserer Gemütslage und unserer Stimmungen – und reagiert wie ein feiner Seismograph auf Gedanken, Gefühle, Handlungen. Nicht nur Sie selbst, sondern auch die Atemmuskeln und die Muskeln, die auf Stress besonders stark reagieren, wie beispielsweise die Schulter-, Nacken- oder auch Kiefermuskeln, können sich nicht mehr richtig entspannen. Folge ist eine ebenso verkrampfte und flache Atmung.

Je mehr Sie lernen, diese Muskeln loszulassen und zu dehnen, desto freier kann der Atem fließen und desto positiver reagiert das vegetative Nervensystem. Denn dieses interpretiert einen freien Atem und wohlgespannte Muskeln als Zeichen, dass alles in Ordnung ist und keine Gefahr besteht – und schüttet daraufhin Hormone aus, die wiederum entspannend auf die Muskulatur wirken.

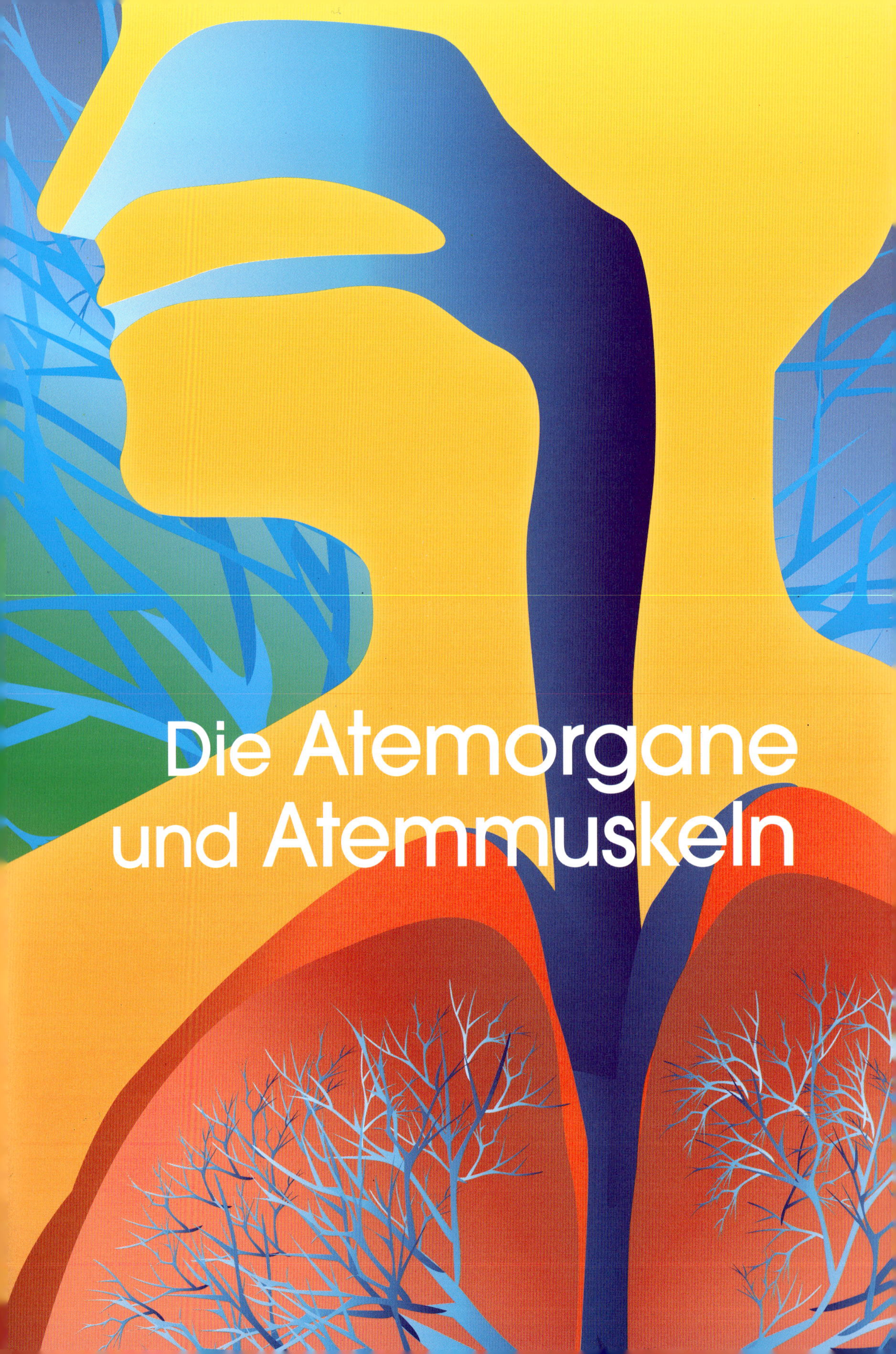
Die Atemorgane
und Atemmuskeln

Die Atemorgane

Das Atemwegssystem wird in die oberen und unteren Atemwege unterteilt. Zu den Ersten gehören Nase, Nasennebenhöhlen und Rachenraum, zu den Zweiten Kehlkopf, Luftröhre, Bronchien und die Lunge. Im Folgenden wollen wir betrachten, welche einzelnen Stationen der Atem in unserem Körper passiert.

Nase und Mund

Wenn wir einatmen, gelangt die Luft durch Mund oder Nase in unseren Körper. Der Weg der Luft führt von dort weiter über den Rachen, den Kehlkopf und die Luftröhre in die Lunge. Wenn wir wieder ausatmen, nimmt die Ausatemluft genau die entgegengesetzte Richtung.

Atmen Sie möglichst immer durch die Nase ein. Die Vorteile sind:

- Die Zwerchfelltätigkeit wird angeregt; der Strömungswiderstand der Atemluft wird erhöht (flache Mundatmung füllt die Lunge dagegen nur zum oberen Drittel).
- Die Nasenatmung führt im Gegensatz zur Mundatmung zu einer um 10 bis 15 Prozent höheren Sauerstoffsättigung des Blutes, sodass alle Organe mit mehr Sauerstoff versorgt werden. Der Grund: Durch den erhöhten Atemwiderstand sind die Atemmuskeln vermehrt tätig, außerdem ist der Atemweg länger. Zudem wird bei der Nasenatmung in den Nasennebenhöhlen Stickstoffmonoxid (NO) gebildet, welches die Weitung der Lungenbläschen bewirkt und dadurch die Sauerstoffaufnahme verbessert.
- Die eingeatmete Luft wird in der Nase vorgewärmt (oder heruntergekühlt). Denn unter der Nasenschleimhaut liegt ein Geflecht von Blutgefäßen, das bei kalter Außenluft die Nasenschleimhaut stärker durchblutet und die Luft zum Schutz der Bronchien anwärmt.

- Das Innere der Nase, also Nasengänge und Nasenmuscheln, sind mit einer dicken, für die Atmung sehr wichtigen Schleimhaut ausgekleidet, die die Nase und die unteren Atemwege nicht nur schützt, sondern die in die Lunge einströmende Luft feucht hält. Täglich bilden Schleimzellen rund zwei Liter Sekret, mit dem Fremdstoffe und Keime umhüllt und abtransportiert werden. Die Nasenschleimhaut ist mit Millionen beweglicher Härchen ausgestattet, den sogenannten Flimmerhärchen. Diese bewegen sich wellenartig und sorgen dafür, dass sich in ihnen Fremdpartikel (Staub, Krankheitserreger, kleine Insekten etc.) verfangen. Diese Fremdpartikel werden wie auf einem Förderband in den Rachen transportiert, verschluckt und von der Magensäure unschädlich gemacht. Eine laufende Nase ist also eine natürliche Schutz- und Reinigungsmaßnahme.

Trockene Heizungsluft oder Klimaanlagen können die Schleimhäute stark austrocknen und ihre Funktion so stark einschränken, sodass Krankheitserreger und Schadstoffe ein leichtes Spiel haben. Auch Zigarettenrauch kann die Flimmerhärchen zerstören. Der Qualm verklebt die feinen Flimmerhärchen und sie verlieren ihre natürliche Schutz- und Reinigungsfunktion. Achten Sie deshalb immer auf feuchte Nasenschleimhäute, indem Sie zum Beispiel feuchte Tücher auf die Heizung legen, meersalzhaltige oder pflegende Nasensprays verwenden und viel trinken.

Luftröhre und Bronchien

Die Luftröhre und die Bronchien werden auch als Totraum der Lunge bezeichnet, weil in ihnen kein Luftaustausch stattfindet. Sie sind nur dazu da, die Luft in die Lunge zu leiten. Bei manchen Lungenerkrankungen kann dieser Totraum noch zunehmen, beispielsweise wenn Lungenbläschen geschädigt oder ganze Lungenbezirke nicht mehr durchblutet werden. In den betroffenen Teilen kann kein Gasaustausch mehr stattfinden (funktioneller Totraum).

Doch der Reihe nach:

- Die Luft gelangt von der Nase über die etwa zwölf Zentimeter lange Luftröhre in die Bronchien und die Lunge. Auch die Luftröhre ist innen mit einer Schleimhaut ausgekleidet, die eine zähe Flüssigkeit zur Befeuchtung ihrer Oberfläche (Epithel) produziert. Flimmerhärchen transportieren Schleim und eingedrungenen Staub rachenwärts.
- Die Luftröhre wird von 15 bis 20 c-förmigen Knorpelspangen gestützt, die durch Bänder miteinander verbunden sind und das zehn bis zwölf Zenti-

meter lange biegsame Rohr versteifen. Die Knorpelspangen haben die Aufgabe, die Luftröhre und die Bronchien für die Atemluft offen zu halten und zu verhindern, dass sich die Luftröhre bei der Einatmung (durch den Unterdruck) zusammenzieht.

- An ihrem unteren Ende teilt sich die Luftröhre in die beiden Hauptbronchien, die jeweils einen Lungenflügel mit Sauerstoff versorgen.
- Die Wände der Bronchien sind prinzipiell genauso aufgebaut wie die der Luftröhre: Ihr Epithel ist mit beweglichen Flimmerhärchen ausgekleidet und wird durch Knorpelspangen verstärkt, um sie für die Atemluft offen zu halten.
- Die Bronchien gabeln sich in immer dünnere Äste, wodurch ein weitverzweigter Bronchialbaum entsteht, der durch seine Stabilität das Lungengewebe stützt.
- Die Hauptbronchien teilen sich in fünf Lappenbronchien und schließlich in kleinste Segmentbronchien auf. Die kleinsten Verzweigungen werden Bronchiolen genannt. An ihren Enden befinden sich die Lungenbläschen.

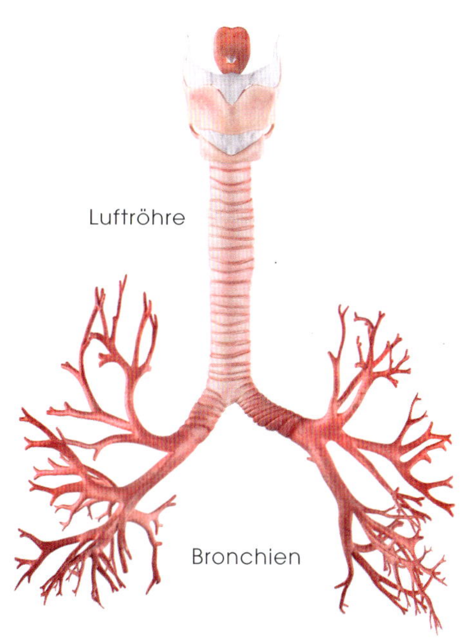

- In den Bronchiolen fehlen die Knorpelspangen komplett, sie bestehen nur noch aus einem hohen Anteil an glatten Muskelfasern. Sie können sich zusammenziehen und erweitern und werden von dem vegetativen (unwillkürlichen) Nervensystem, das unter anderem aus Sympathikus und Parasympathikus besteht, kontrolliert.
- In Aktivphasen, also bei sportlicher Betätigung, bewirkt der Sympathikus, dass sich die Muskulatur um die Bronchien entspannt. Dies sorgt für eine Erweiterung des Röhrensystems, das so möglichst viel Atemluft in den Körper transportieren kann.

In Entspannungs- und Ruhephasen sorgt dann der Parasympathikus dafür, dass sich die glatte Muskulatur um die Bronchien zusammenzieht und diese verengt.

Dies soll normalerweise zur Unterstützung der Atmung beitragen, bei Asthma zum Beispiel verkrampfen die Muskeln allerdings in diesem Moment und behindern so die Ausatmung.

In der Ruhe oder in der Nacht werden die Bronchien eng gestellt. Dies schützt den gesunden Körper vor dem Eindringen von Schadstoffen, kann bei Atemwegserkrankungen aber zu Husten oder bei Asthmatikern zu Anfällen führen. Bei einer COPD sind die kleinen Bronchien ständig verengt, da die verklebten Flimmerhärchen nicht mehr oder nur unzureichend arbeiten und die Schleimhaut sich aufgrund der chronischen Entzündung der Bronchien verdickt.

Lunge und Lungenbläschen

Die Lunge ist das eigentliche Atemorgan und damit zuständig für den Austausch von Gasen. Sie ist dabei jedoch abhängig von den Atemmuskeln, kann Ein- und Ausatmung also nicht „selbstständig" vollziehen.

Das paarige Organ hat einen rechten dreilappigen und einen linken zweilappigen Lungenflügel. Direkt an den kleinsten Bronchiolen sitzen die Lungenbläschen, die Alveolen. Dort findet der Gasaustausch statt.

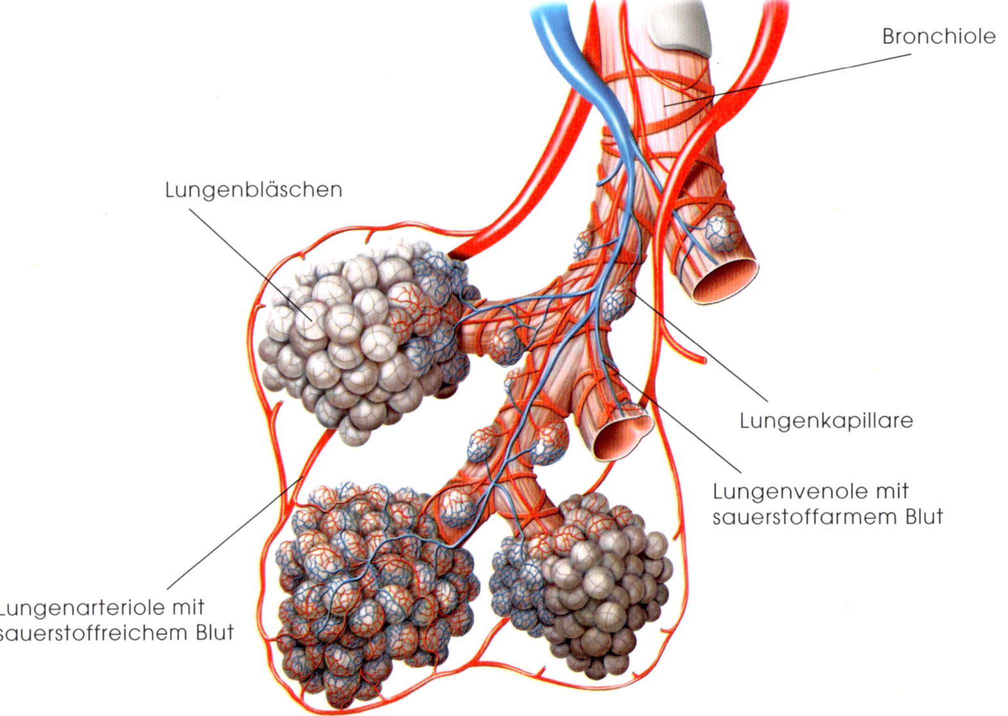

Die Lunge besteht aus weichem, schwammartigem und dehnfähigem Gewebe. Ihre elastischen Fasern lassen die Atembewegung zu – ermöglichen also das Weitwerden beim Einatmen und das Zusammenziehen beim Ausatmen.

Beide Lungenflügel enthalten etwa 300 bis 400 Millionen Lungenbläschen. Würde man diese Bläschen aufschneiden und „auseinanderklappen", ergäben sie eine Gesamtoberfläche von 80 bis 120 Quadratmetern. Dies entspricht in etwa der Größe eines Tennisplatzes beziehungsweise der 40-fachen Oberfläche des menschlichen Körpers.

Die Wände der Lungenbläschen sind sehr dünn und werden von einem feinen, spinnenartigen Netz aus Blutgefäßen umgeben. Hier kommen Luft und Blut ganz nah zusammen, was den schnellen Austausch der Atemgase ermöglicht.

Lage der Lunge

Die Lungenflügel füllen den Brustkorb fast komplett aus und liegen mit ihren Außenseiten an den Rippen an. Die Spitzen der Lungenflügel ragen beidseitig ein wenig über die Schlüsselbeine hinaus. Die Lungenbasis liegt auf dem Zwerchfell. In der Mitte zwischen den Lungenflügeln liegt in einer Art „Zwischenraum" das Herz.

Die Oberfläche der Lunge ist mit einer dünnen, glatten Haut überzogen, dem Lungenfell, das außen am Rippenfell anliegt. Letzteres kleidet die Brusthöhle von innen aus und liegt von oben am Zwerchfell an.

Zwischen dem Brust- und dem Lungenfell liegt ein mit Flüssigkeit gefüllter Spalt, der sogenannte Pleuraspalt. Er ist für die Lunge von großer Bedeutung, denn wenn er verletzt wird, kann sie kollabieren.

Die Flüssigkeit im Pleuraspalt wirkt wie ein „Schmiermittel", sodass die beiden sehr glatten Pleurablätter (Lungen- und Rippenfell) gegeneinander zwar leicht verschiebbar sind, aber nicht aneinander reiben. Wenn die Brustwand sich beim Einatmen weitet, muss die Lunge folgen und umgekehrt. Im Pleuraspalt herrscht ein Unterdruck, der die Lunge daran hindert, ihrer Elastizität (Rückstellkraft) nachzugeben und in sich zusammenzufallen. Der Unterdruck hält die Lunge auch an der Brustwand fest. Man kann dies mit zwei Glasplatten vergleichen, zwischen die etwas Flüssigkeit gepresst ist: Dadurch lassen sich die Scheiben zwar gegeneinander verschieben, aber nicht voneinander lösen.

Die Lunge hat die Tendenz, sich wie ein angespanntes Gummiband zusammenzuziehen. Während der Einatemphase besteht zwischen ihr und dem Brustkorb eine entgegengesetzte Zugkraft. Diese sogenannte Retraktionskraft der Lunge ist wichtig für die Ausatmung.

Der Gasaustausch in der Lunge

Unter Atmung versteht man die Belüftung der Lunge und den in den Lungenbläschen stattfindenden Gasaustausch, bei dem Sauerstoff gegen das Stoffwechselprodukt Kohlendioxid ausgetauscht wird. Allerdings gelangen nur zwei Drittel der eingeatmeten Luft tatsächlich bis in die Lungenbläschen. Ein Drittel verbleibt in den zuführenden Atemwegen. Gasaustausch bedeutet hier: Der eingeatmete Sauerstoff, der sich mit der in der Lunge verbliebenen Restluft mischt und für Frischluft in den Lungenbläschen sorgt, wandert (diffundiert) durch deren dünne Wände ins Blut.

Jede Zelle benötigt Sauerstoff, um zu funktionieren. Dieses Funktionieren fußt – vereinfacht ausgedrückt – auf einer Art Verbrennungsvorgang. Dabei entsteht als Abfallprodukt ständig Kohlendioxid. Dieses wird über das venöse Blut von den Zellen über das Blut zum Herzen und dann zur Lunge zurückgepumpt.

Das funktioniert, weil der sogenannte Sauerstoffpartialdruck, also der Anteil des Sauerstoffs am Gesamtdruck innerhalb des Gasgemischs, beim Einatmen in den Lungenbläschen größer ist als im venösen Blut. Dieses Blut, das von der rechten Herzhälfte in die Lunge strömt, ist wenig mit Sauerstoff angereichert. Dank des Druckgefälles kann das venöse sauerstoffarme Blut Sauerstoff aufnehmen. Auf dem Blutweg gelangt der Sauerstoff, gebunden an die roten Blutkörperchen, zu den vielen Zellen unseres Körpers.

Für Kohlendioxid sind die Druckgefälle in umgekehrter Richtung vorhanden. So wird gewährleistet, dass dieses Gas mit der Ausatemluft abgegeben wird.

Ganz wichtig für die Übungspraxis bei Lungenkrankheiten: Eine optimale Belüftung der Lungenbläschen erreicht man nur durch die tiefe Atmung (also eine Atmung zum Bauch hinab). Bei einer flachen, oberflächlichen und schnellen Atmung wird die Luft nur im Totraum (Luftröhre und Bronchien) hin- und hergeschoben. Die Lungenbläschen dagegen bekommen kaum frischen Sauerstoff. Jede Atemvertiefung und -verlangsamung führt dagegen zu einer besseren Belüftung der Lungenbläschen und macht den Gasaustausch effektiver.

Atem- und Herzrhythmus

Die Rhythmen von Atem und Herzschlag sind aneinander gekoppelt. Das Verhältnis von Atem und Herzschlag beträgt in Ruhe 1:4. Bei 15 Atemzügen in der Minute erfolgen also etwa 60 Herzschläge, bei 17 Atemzügen 68 Herzschläge, bei 20 Atemzügen 80 Herzschläge usw. Je flacher die Atmung ist, umso schneller ist sie. Je tiefer die Atmung, umso langsamer ist sie.

Die Atemmuskeln

Die sogenannten Atemmuskeln bewirken eine Vergrößerung des Brustraums, wodurch die Atemluft in die Lunge eingesogen wird.

Die Atemmuskeln müssen elastische Widerstände der Lunge (Retraktionskräfte) und der Brustkorbwände überwinden. Bei der Ausatmung müssen sie nachgeben und entspannen. Je beweglicher und elastischer sie sowie der Brustkorb sind, desto leichter fällt die Atmung und umso mehr Luft kann die Lunge fassen, ohne von verbrauchter Luft belastet zu werden. Hätten Sie gedacht, dass eine gute Brustkorbbeweglichkeit eine Voraussetzung für ein gutes Lungenvolumen und für „viel Luft" ist? Eine aufrechte Körperhaltung trägt ebenfalls viel dazu bei, dass die Rippengelenke, an denen die Rippen ansetzen, so beweglich sind, dass sie sich günstig drehen können.

Das Zwerchfell und die Zwischenrippenmuskeln geben vor, wie viel Volumen die Lunge letzendlich zu fassen vermag. Durch Schon- und Fehlhaltungen, aber auch durch Stress und dauernde innere Anspannung können sich massive Verkrampfungen und Verspannungen der Atemmuskulatur entwickeln, die dann auch Verklebungen in den Faszien, also im Bindegewebe zur Folge haben (siehe auch Seite 27 ff.).

Das Zwerchfell

Das Zwerchfell ist der wichtigste Atemmuskel und kann als der eigentliche Motor der menschlichen Atmung gesehen werden. Es übernimmt rund zwei Drittel der gesamten Atemtätigkeit und besteht sowohl aus Muskelfasern und Sehnen als auch aus Bindegewebe und Faszien. In seiner Form erinnert das Zwerchfell an eine kuppelförmige Platte, die quer im Körper liegt und so Brust- und Bauchraum teilt. Diese Muskel-Sehnen-Platte wiederum weist drei Öffnungen auf, durch welche die Speiseröhre, die Aorta und die Hohlvene treten. Auch der Vagusnerv (Ruhenerv, der für Entspannung sorgt) verläuft durch das Zwerchfell. Wird dieser bei der Tiefenatmung stimuliert, werden im Gehirn Neurotransmitter ausgeschüttet, was auf den ganzen Körper entspannend wirkt.

Befestigt ist das Zwerchfell am Brustbein, an den Rippen und an der Lendenwirbelsäule. Zieht es sich zusammen, wird der Brustkorb nach unten erweitert. Da es seinen Ursprung am unteren Rippenrand hat, kann es auch die Rippen im unteren Teil auseinanderziehen. Wenn Sie mit den Fingern von innen gegen die unterste Rippe (unterhalb des Brustbeins) drücken, drücken Sie gleichzeitig auf die Ansätze des Zwerchfells. Im Rückenbereich reichen die Zwerchfellschenkel sogar noch tiefer.

Die Zwerchfell- oder Bauchatmung

Eine gute Zwerchfellatmung sorgt für viel Platz und Frischluft in der Lunge, die sich dadurch in die unteren Lungenbereiche ausbreiten kann. Außerdem hat die tiefe und längere Atmung zur Folge, dass die Luft länger in der Lunge bleibt. Der Gasaustausch wird verlängert, die Sauerstoffaufnahme erhöht und die Reinigung („Abfallbeseitigung") intensiviert. Die Lungenkapazität wird besser ausgenutzt, was wiederum die Widerstandskräfte der Lunge gegen Krankheiten stärkt.

Bei einem geübten Menschen kann sich das Zwerchfell bis zu zehn Zentimeter senken und die Lunge kann zwei bis drei Liter Luft aufnehmen; Sportler können bei forcierter Einatmung sogar fünf Liter Luft „tanken". Die Zwerchfellbewegung wirkt dabei auf alle inneren Organe wie eine Massage – auch auf das Herz, dessen Spitze mit dem sehnigen Zentrum des Zwerchfells verwachsen ist.

Durch ein Zwerchfelltraining kann nicht nur das Lungenvolumen vergrößert, sondern es können auch weite Lungenteile gesünder gehalten werden. Singen oder Lachen sind perfekte natürliche Zwerchfellübungen. Ansonsten wird das Zwerchfell sehr gut durch die Lippenbremse angesprochen, aktiviert und mobilisiert (mehr zu dieser Atemtechnik erfahren Sie auf Seite 41).

Landläufig wird die Zwerchfellatmung auch Bauchatmung genannt. Sie ist die „normale" Atmung in Ruhe, verbraucht weniger Energie als die Brustatmung, ist also effektiver, und massiert auch noch die inneren Organe. Außerdem fördert sie die Entspannung und unterstützt den Stressabbau. Voraussetzung für eine gute Zwerchfellatmung: Nach jeder Einatmung sollte das Zwerchfell bei der Ausatmung wieder in die Ausgangsposition nach oben zurückkehren. Leider ist dies bei verschiedenen obstruktiven Atemwegserkrankungen und auch bei der weit verbreiteten „Stressatmung" nicht oder zumindest nicht in ausreichendem Maße der Fall. Das Zwerchfell verbleibt stattdessen am Ende der Ausatmung relativ weit unten in einer „halben" Einatemstellung. Dadurch ist die nachfolgende Einatmung nicht optimal und es wird nur wenig frische Luft eingeatmet.

Tipp: Die Ausatmung ist wichtiger als die Einatmung. Nur in ein leeres Gefäß kann frisches Wasser fließen. Schenken Sie der Ausatmung genügend Zeit. Denn beim Ausatmen können sich die Atemmuskeln entspannen und regenerieren, wodurch in der Lunge Platz für frische Luft geschaffen wird.

Einfluss des Zwerchfells auf den Körper

Das Zwerchfell ist nicht nur der wichtigste Atemmuskel, es hat Einfluss auf den gesamten Körper. Es kann den venösen Rückstrom genauso unterstützen wie den Lymphfluss und ist über die Reflexzonen mit allen Teilen des Körpers verbunden.

Weil das Zwerchfell mit dem Beckenboden und den Fußsohlen in reflektorischer sowie funktioneller Verbindung steht, beeinflusst der Atemmuskel auch diese Körperbereiche – und umgekehrt. Das bedeutet, Beckenboden- und Fußübungen wirken immer auch auf das Zwerchfell, genauso wie Zwerchfellübungen auch auf Beckenboden und Füße wirken. Außerdem steht das Zwerchfell mit dem Schultergürtel und den Kiefergelenken in Verbindung.

Einen ganz bedeutenden und oft nicht beachteten Aspekt stellen außerdem die faszialen Verbindungen dar. Geschmeidige Faszien unterstützen den Zwerchfellmuskel sehr: Die Kontraktionskräfte des Zwerchfells können in alle Bereiche des Körpers übertragen werden, genauso wie dessen Entspannung. Faszienübungen für das Zwerchfell lockern, dehnen und mobilisieren dieses. So können sich umgekehrt zum Beispiel Rollübungen mit einem Noppen- oder Tennisball für die Plantarfaszie der Fußsohle oder Beckenbodenübungen positiv auf das Zwerchfell auswirken.

Atem und Faszien

Was hat der Atem mit den Faszien zu tun? Jede Menge, denn so wie sich Faszien im gesamten menschlichen Körper befinden und alles, wirklich alles miteinander verbinden, ist auch der Atem im ganzen Körper, in jeder kleinen Zelle „anzutreffen“ und verbindet ebenfalls alles mit allem.

Wie ein Spinnennetz ziehen sich die Faszien durch den gesamten Körper und um alle Organe. An Körperstellen, die wegen flachen oder verkrampften Atems wenig bewegt werden, verklebt, verhärtet und verfilzt das faserige, kollagenreiche und deswegen eigentlich elastische und reißfeste Gewebe. Die Folgen sind Unbeweglichkeit, Steifheit und eine verminderte Funktionalität. Ist zum Beispiel die untere Rückenfaszie verklebt, kann das ordentlich wehtun.

Auch das Zwerchfell, der Brustkorb und die Lunge sind von Fasziengewebe umgeben und durchwoben. Harte Faszien im Zwerchfellbereich behindern die Zwerchfellatmung, genauso wie verhärtete, unelastische Faszien in den Bauch-, Rücken- und Brustkorbwänden, weil dann das Zwerchfell und die Lunge mehr Mühe haben, sich gegen die unbeweglichen Körperwände zu bewegen.

Je elastischer die Faszien im Brustkorb-, Zwerchfell- und Bauchbereich sind, umso mehr setzt sich die Atembewegung bis in die letzte Zelle fort.

Faszien lieben Dehn-, Schwung- und Federbewegungen, Rollübungen und Massage. Immer gut ist Schütteln. Schütteln Sie sich durch: den ganzen Körper, alle Körperteile, einzeln oder zusammen. Auch Übungen mit dem Tennisball oder Faszienrollen lockern verhärtetes Gewebe. Vor allem aber ist Lachen eine der besten Faszienübungen für das Zwerchfell, es wird dabei durchgeschüttelt und bewegt. Dasselbe erreichen Sie durch Schnuppern oder stoßweises Ausatmen. Auch sehr effektiv: Legen Sie die Hände im Bereich der unteren Rippen auf und schütteln Sie das Zwerchfell mit schnellen Auf- und-Ab-Bewegungen durch.

Zwischenrippenmuskeln und Brustatmung

Die Zwischenrippenmuskeln sind vor allem für die Brustatmung zuständig. Dabei vergrößert sich das Brustkorbvolumen beim Einatmen und verkleinert sich beim Ausatmen. Die kleinste Ausdehnung überträgt sich dabei auf die Lunge.

Bei gesunder Atmung werden Bauch- beziehungsweise Zwerchfellatmung und Brustatmung miteinander kombiniert.

Bei der Ruheatmung stabilisieren die Zwischenrippenmuskeln die Brustkorbwände und tragen zu den Rumpfbewegungen bei. Während des Atemvorgangs

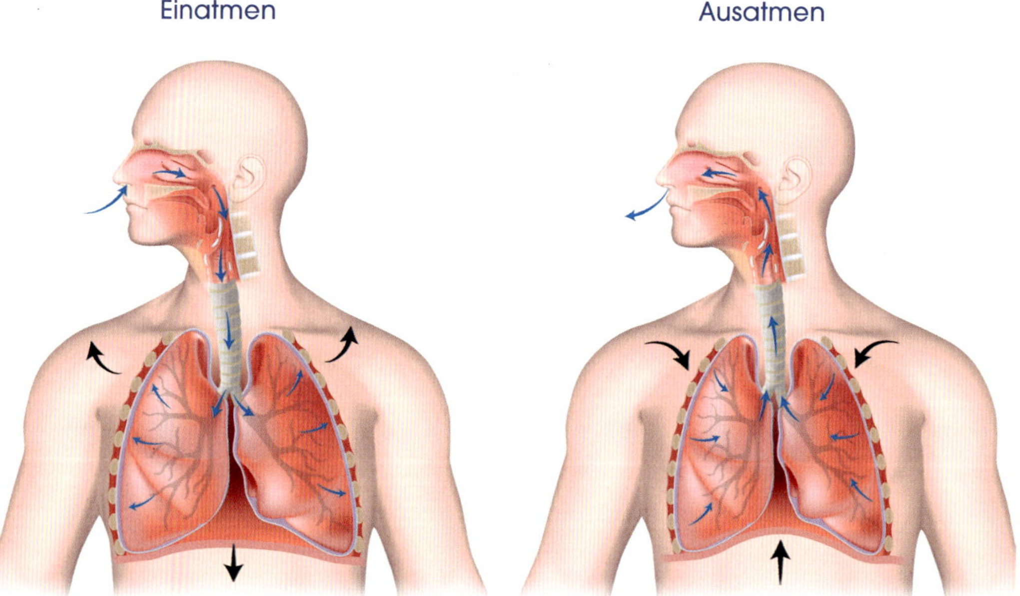

schieben sie die Rippen lamellenartig voneinander weg und bringen sie wieder zusammen – wie bei einer Ziehharmonika.

Verkürzte und verklebte Zwischenrippenmuskeln verhindern eine weite Öffnung des Brustkorbs. Durch Übungen können Sie einiges tun, um diese Atemmuskeln geschmeidig zu halten oder zu machen. Dafür eignen sich vor allem die Drehbewegungen, die Sie bei den Übungen in diesem Buch finden. Sie begünstigen die Flexibilität des Brustkorbs und der Zwischenrippenmuskeln und vergrößern damit das Atemvolumen.

Die äußeren Zwischenrippenmuskeln liegen zwischen den Rippen, verlaufen diagonal von oben hinten nach vorne unten zur nächsttieferen Rippe. Sie stellen eine Fortsetzung der äußeren schrägen Bauchmuskulatur dar und unterstützen die Einatmung, indem sie die Rippen anheben und den Brustkorb nach vorne, zur Seite und nach hinten weiten.

Die inneren Zwischenrippenmuskeln verlaufen von vorne oben nach unten hinten – entsprechend den inneren schrägen Bauchmuskeln, deren Fortsetzung sie sind. Beim Ausatmen spannen sie sich an. Bei verstärkter Ausatmung können sie die Lunge von vorne, seitlich und hinten zusammendrücken.

Die Atemhilfsmuskeln

Bei hoher körperlicher Belastung oder bei Atemwegserkrankungen werden beim Einatemprozess neben dem Zwerchfell und den Zwischenrippenmuskeln auch noch die sogenannten Atemhilfsmuskeln eingesetzt. Sie setzen am Schultergürtel, an der Wirbelsäule und am Hals an und kommen immer dann zum Einsatz, wenn die eigentliche Atemmuskulatur überlastet ist, also zum Beispiel auch bei einer erschwerten Atmung. Aus diesem Grund ist ihr Einsatz auch ein klinisches Zeichen für Luftnot.

Zu den Atemhilfsmuskeln zählen beim Einatmen vor allem die Brust- und Schultergürtelmuskeln, die Kopfwender und die Treppenmuskeln. Sie heben die Rippen und das Brustbein, sodass mehr Luft in den Körper einströmen kann. Gleichzeitig können sie durch bestimmte atemerleichternde Stellungen ihre optimale Wirkung entfalten, indem der Schultergürtel fixiert und abgestützt wird.

Die Ausatmung kann durch die Bauchmuskeln verstärkt werden: Spannt man diese an, erhöht sich der Druck im Bauchraum, wodurch das Zwerchfell automatisch nach oben gedrängt und der Lungenraum verkleinert wird. Die Bauchmuskeln werden vor allem beim Husten oder Singen eingesetzt. Aber auch bei Atemnot, bei Asthma oder COPD kann ihr bewusster Einsatz hilfreich sein.

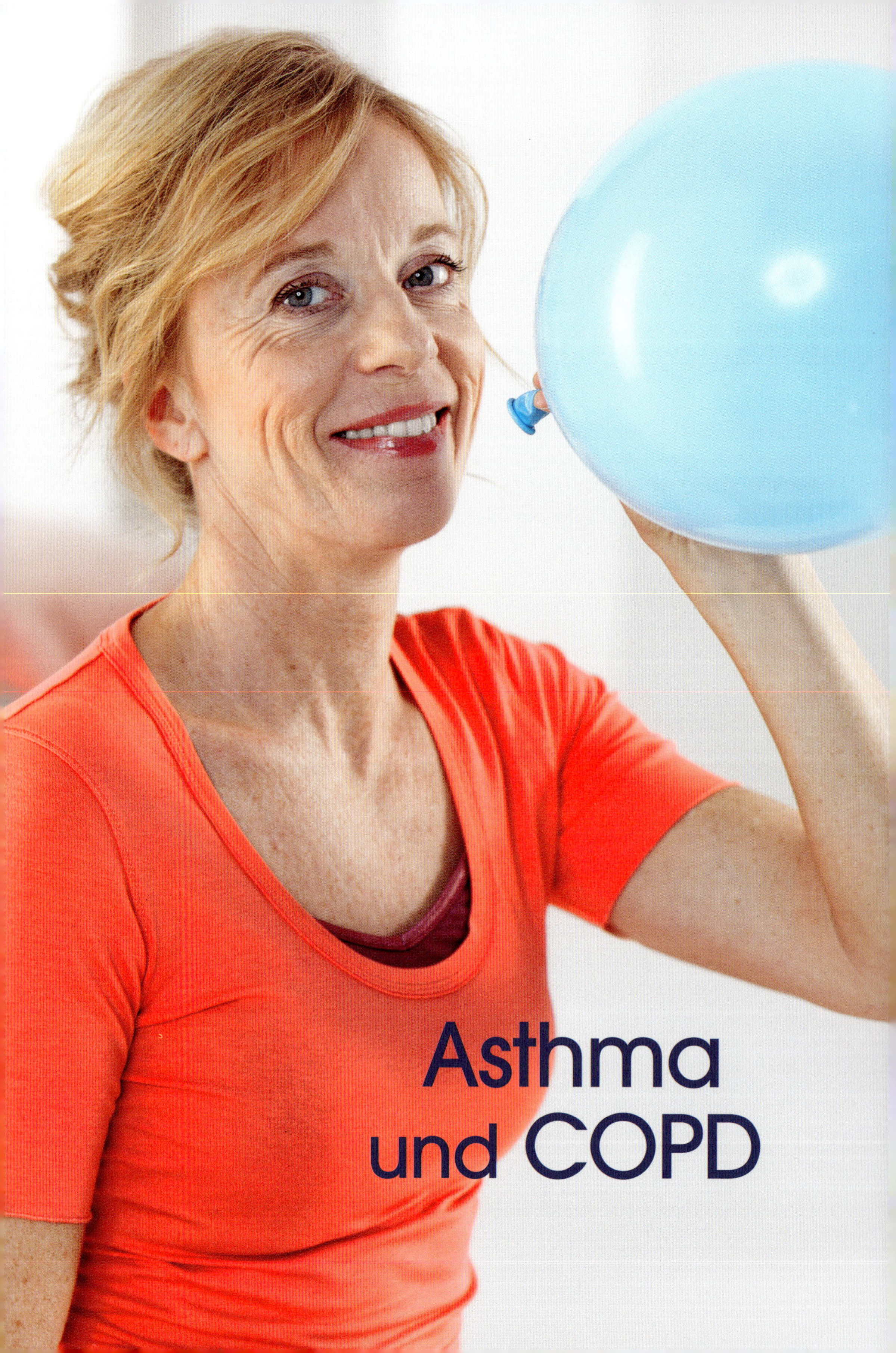

Asthma und COPD

Wie unterscheiden sich die Krankheiten?

Nachdem Sie nun recht gut über die Atmung, den Atemvorgang, die Atemorgane und die Atemmuskeln Bescheid wissen, sind Sie sicherlich schon ganz gespannt darauf, wie Sie die Atmung mitsamt der Lunge, dem Zwerchfell und den Rumpfwänden aus eigener Kraft beeinflussen und verbessern können. Ich bitte Sie aber noch um etwas Geduld, denn zunächst möchte ich Ihnen kurz das Wichtigste zu den Atemwegserkrankungen Asthma und COPD erklären. Beide unterscheiden sich (ebenso wie das Emphysem) zwar in Ursache und Verlauf, zeigen aber ähnliche Symptome: Sie sind gekennzeichnet durch Husten, Atemnot und Auswurf.

Auslöser ist in beiden Fällen eine chronische Entzündung der Bronchien (Bronchitis), die zu Verengungen in den Atemwegen und im fortgeschrittenen Stadium zu einer Lungenüberblähung führen kann. Es sollte deshalb alles unternommen werden, die Entzündung in den Griff zu bekommen. Lungenfachärzte (Pneumologen) empfehlen dazu zum Beispiel Inhalationen mit Kochsalzlösungen oder entzündungshemmende und schleimlösende Medikamente. Hausmittel können die medizinische Therapie sinnvoll ergänzen (siehe Kasten Seite 32).

Die chronische Bronchitis kann durch Reizstoffe wie Nikotin hervorgerufen werden oder, wie beim allergischen Asthma, durch Pollen, Staub oder andere Allergene. Ist dies der Fall, sollte der Reizfaktor ausgeschaltet werden, um die chronische Entzündung einzudämmen. Für alle Raucher bedeutet dies: sofortiger und vollständiger Rauchstopp!

Ein Kennzeichen und eine Unterscheidung von Asthma und COPD: Beim Asthma handelt es sich um eine veränderliche (variable) Atemwegsobstruktion (Verengung der Atemwege). Das heißt, dass die Beschwerden von selbst wieder zurückgehen können – entweder spontan oder nach der Einnahme bestimmter Medikamente. Das ist bei COPD nicht so.

Natürliche Hausmittel bei Asthma und COPD

Die Naturheilkunde kennt gegen chronisch obstruktive Lungenerkrankungen viele Pflanzen und Kräuter, die in Form von Tees, Salben oder Inhalationen angewendet werden.

+ Inhalationen mit Kamillen- oder Thymianzusatz bringen spürbare Erleichterung und helfen, den zähen Schleim zu verflüssigen, sodass er leichter abfließen kann. Außerdem wirken diese Zusätze entkrampfend auf die Bronchialmuskulatur.
+ Tinkturen mit Thymian oder Eukalyptusöl: Thymian hilft gut gegen verstopfte Atemwege und verschleimte Bronchien. Da die Pflanze äußerst wirksame keimbekämpfende ätherische Öle enthält, wird sie in der Naturheilkunde als natürliches Antibiotikum geschätzt. Eukalyptus kann festsitzenden Schleim in Nase und Bronchien lösen, fördert dessen Abtransport und lindert so Husten und Schnupfen.
+ Kräuter und Gewürze wie Thymian, Kamille, Kurkuma, Ingwer oder Zimt, wirken entzündungshemmend. Die gebräuchlichste und einfachste Form der Anwendung von Heilpflanzen ist das Aufbrühen eines Tees.
+ Ingwerwasser: Ingwer wirkt entkrampfend, kann Erkältungen vorbeugen und beruhigt zudem einen nervösen Magen. Dazu eine frische Ingwerwurzel (muss nicht geschält werden) in 2 cm kleine Stücke schneiden und in einer großen Tasse oder in einer Kanne mit kochendem Wasser überbrühen. Zehn Minuten ziehen lassen und nach Belieben mit Honig süßen.
+ Isländisch Moos, Fenchel oder Spitzwegerich als Tee oder Pastillen erleichtern das Atmen und wirken hustenstillend.
+ Was viele nicht wissen: Kaffee in Maßen hat eine gefäßerweiternde und somit entkrampfende Wirkung auf die Bronchien.

Asthma

Asthma ist eine chronische und anfallartig auftretende entzündliche Erkrankung der Atemwege, bei der die Bronchien auf verschiedene Reize (unter anderem Allergene) empfindlich reagieren. Um den vermeintlich schädlichen Stoff wieder aus der Lunge herauszutransportieren, schüttet der Körper den Botenstoff Histamin aus. Dies führt zu einem Anschwellen der Bronchialhaut und vermehrter Schleimbildung. Mit dem folgenden Abhusten werden Schadstoffe normalerweise wieder entfernt, bei Asthma hingegen wird durch die Überreaktion die Ausatmung erschwert. Ein Asthmaanfall mit (Aus-)Atemnot kann die Folge sein.
Typische asthmatische Beschwerden sind Husten beziehungsweise ständiger Hustenreiz, pfeifende Atemgeräusche, ein Engegefühl in der Brust, glasig-zäher Auswurf bis hin zu anfallsartiger Atemnot.

Asthmaformen

Die Medizin unterscheidet bei Asthma zwei Formen: das allergische und das nichtallergische Asthma.

- Das allergische Asthma (Häufigkeit unter Betroffenen ca. 70 Prozent) wird verursacht durch das Einatmen von Stoffen, die zu einer allergischen Reaktion führen – zum Beispiel bestimmte Blütenpollen und Nahrungsmittel, Tierhaare, Hausstaub (oder auch Mehl- beziehungsweise Holzstaub). Die Atemwege antworten auf die eigentlich harmlosen Stoffe mit einer heftigen Abwehr. Die Bronchialmuskulatur spannt sich an, die Bronchien verengen sich und die Bronchialschleimhaut schwillt an. Die dritte Reaktion ist eine Überproduktion von zähem, kaum abhustbarem Schleim.
  Allergisches Asthma beginnt meist in der Kindheit oder in der Jugendzeit. Aber nicht immer: Allergien können auch noch im Erwachsenenalter entstehen. Gene können hierbei eine Rolle spielen, denn allergisches Asthma tritt oft familiär gehäuft auf. Entsteht das Asthma im Kindesalter, liegt häufig eine Überempfindlichkeit der Bronchien vor.
- Auch bei der nicht-allergischen Form des Asthmas kommt es zu einer chronischen Entzündung und einer Überempfindlichkeit der Atemwege. Diese Form beginnt jedoch im Gegensatz zur allergischen fast immer erst im Erwachsenenalter – sehr häufig nach einer Virusinfektion der Atemwege.
  Die Beschwerden können beim nicht-allergischen Asthma aber auch durch unspezifische Reize wie zum Beispiel Kälte oder Zigarettenrauch ausgelöst werden. Typisch ist bei dieser Asthmaform fast immer eine einhergehende Nasennebenhöhlenentzündung.

Asthma tritt oft verstärkt während der Nacht oder am frühen Morgen auf, weil zu diesem Zeitpunkt die Bronchialweite am geringsten ist. Typisch für die Erkrankung ist auch, dass in anfallfreien Zeiten keine Funktionseinschränkungen oder Symptome bestehen.

Was passiert bei einem Asthmaanfall?

Durch die verkrampften Bronchialmuskeln und die verengten Bronchien fällt das Ausatmen bei einem akuten Asthmaanfall sehr schwer. Das Problem dabei: Je schlechter die Luft entweichen kann, desto weniger frische, sauerstoffreiche Luft kann eingeatmet werden. Die dadurch bedingte Kurzatmigkeit kann bis zur Erstickungsangst führen. Während eines Anfalls ist es daher wichtig, eine Körperhaltung einzunehmen, die das Atmen erleichtert (etwa den Kutschersitz, siehe Seite 49) und die Lippenbremse anzuwenden (siehe Seite 41). Jeder Asthmatiker sollte zudem immer ein bronchienerweiterndes Spray für den Akutfall bei sich haben.

Ist Asthma heilbar?

Asthma, das in der Kindheit auftritt, kann im Lauf des weiteren Lebens verschwinden. Warum dies so ist, ist noch nicht vollständig geklärt. In vielen Fällen bleibt dieKrankheit jedoch ein Leben lang bestehen. Hier können Medikamente helfen, die Symptome zumindest zu lindern.

Eine Heilung ist bisher leider nicht möglich. Betroffene können die Symptome jedoch durch eine gesunde Lebensweise mit regelmäßigen Bewegungs-, Atem- und Entspannungsübungen abmildern.

COPD

Wie Asthma ist auch COPD eine chronisch obstruktive Lungenerkrankung, bei der die Verengung der Atemwege im Vordergrund steht. Sie tritt meist in Kombination mit einer chronisch-obstruktiven Bronchitis und in späteren Jahren mit einem Lungenemphysem auf (siehe Seite 36).

Auslöser von COPD

Der landläufig gebräuchlichere Name der COPD, die „Raucherlunge", lässt leicht auf den Hauptauslöser der Erkrankung schließen: In ca. 90 Prozent der COPD-Fälle haben die Atemwege nachhaltig Schaden genommen, weil sie über Jahre und Jahrzehnte hinweg Schadstoffen aus Tabakrauch ausgesetzt waren. Infolge der langjährigen Schädigung der Bronchialschleimhaut durch inhalierten Zigarettenrauch entwickelt sich eine chronische Bronchitis. Wer raucht, schaltet nämlich gewissermaßen die „Müllabfuhr" in seinen Bronchien ab: Die Flimmerhärchen in den Bronchien, die wie ein Förderband allen Dreck nach oben abtransportieren, erstarren im blauen Dunst, erläutert Dr. Michael Barczok, Vorstandsmitglied im Bundesverband der Pneumologen. Normalerweise produzieren Bronchien Schleim, der von vielen Tausend Flimmerhärchen nach oben transportiert und mit dem Speichel verschluckt wird. Wie auf einem Fließband werden kleine Staub- und Schmutzpartikel sowie kleine Krankheitserreger (Viren, Bakterien, Pilze) in Richtung Rachenraum getragen und entsorgt – und gelangen auf diese Weise nicht in die Lunge. Jahrelanges Rauchen zerstört die Oberfläche der Schleimhaut und lässt sie wie den zerstörten Rasen eines Fußballplatzes nach einem intensiven Spiel aussehen.

Wenn die Flimmerhärchen, die die Innenwand der Bronchien wie einen Teppich auskleiden, geschädigt sind, entsteht Husten, der wie ein Ersatzmotor die Bronchienreinigung übernimmt, da die Selbstreinigung der Bronchien nicht mehr ausreichend funktioniert.

Die dauernde Reizung der Bronchialschleimhaut durch die Fremdstoffe führt zu einer chronischen Entzündung. Die schleimbildenden Zellen in den Wänden der Bronchien vermehren sich, um die Stoffe besser abtransportieren zu können, der Schleim kann nicht mehr vollständig abtransportiert werden und verstopft die Bronchialgänge. Darüber hinaus ziehen sich die kleinen Muskeln, die die Bronchien ringförmig umschließen, zusammen, verkrampfen und verengen sie so zusätzlich. Das beeinträchtigt die Ausatmung und die Sauerstoffaufnahme ins Blut. Infolge der chronischen Entzündungen wird die Lunge zudem anfälliger für Infekte.

Weitere Risikofaktoren für COPD sind schadstoffbelastete Luft in Innenräumen, das Arbeiten an offenen Feuerstellen über lange Zeit hinweg oder langjähriges Arbeiten in schadstoffbelasteter Luft, beispielsweise im Bergwerk. Ein erhöhtes Risiko wurde außerdem bei Menschen festgestellt, die berufsbedingt schweißen und mit Mineralfasern hantieren. Auch häufige Atemwegsinfektionen im Kindesalter oder eine entsprechende genetische Konstitution zählen als Risikofaktoren für COPD.

Das Beschwerdebild

Wie bei Asthma ist bei COPD die Ausatmung erschwert und muss oft durch die Atemhilfsmuskulatur unterstützt werden. Dennoch bleibt mehr Restluft als sonst in der Lunge. Wenn die verbrauchte Luft nicht genügend ausgeatmet werden kann, kann jedoch auch nicht genügend Frischluft aufgenommen werden.

Gleichzeitig wird das Gewebe der feinen Lungenbläschen zerstört: Die traubenartigen Lungenbläschen werden ständig überdehnt, verlieren ihre Elastizität und platzen, wodurch die Fläche für den Gasaustauch immer kleiner wird. Jetzt spricht man von einem Lungenemphysem, einer Krankheit, die zwar häufig zusammen mit COPD auftritt, aber auch allein bestehen kann. Sauerstoffmangel entsteht und das Herz muss mehr arbeiten, um das mit weniger Sauerstoff angereicherte Blut in den Körper zu pumpen. Dies betrifft vor allem die rechte Herzkammer, die das venöse Blut des Körpers in den Lungenkreislauf pumpen muss. Diese muss immer mehr Druck aufwenden, da die Wände der Lungenbläschen immer härter und starrer werden.

Gibt es eine Heilung?

Leider nein, COPD und Lungenemphysem sind nicht umkehrbar. Beide können aber durch eine frühe Therapie, einen gesunden, rauchfreien Lebensstil und Bewegungs- sowie Atemübungen günstig beeinflusst und in ihrem Verlauf verlangsamt werden. Wissenschaftler haben herausgefunden, dass körperliches Training, Atem- und Achtsamkeitsübungen bei der Behandlung beider Erkrankungen den gleichen Stellenwert haben wie die medikamentöse Therapie und die Sauerstoff-Langzeit-Therapie. Alle diese Maßnahmen ergänzen und unterstützen sich gegenseitig sehr gut. Durch angemessene Übungen und körperliche Aktivität können die Lebensqualität, die Leistungsfähigkeit und die Lebensspanne daher entscheidend positiv beeinflusst werden.

Phasen und Stadien der COPD

Es ist bei COPD ganz entscheidend, das Fortschreiten der Erkrankung aufzuhalten.

Leichtgradige COPD (Schweregrad I)

+ Chronischer Husten und Auswurf; Atemnot wird häufig noch nicht bemerkt.
+ Der Lungenfunktionswert (beschreibt die Luftmenge, die zu Beginn der Ausatmung mit maximaler Kraft ausgeatmet werden kann) beträgt noch mehr als 80 Prozent des Sollwerts, also der altersentsprechenden normalen Lungenfunktion.

Mittelgradige COPD (Schweregrad II)

+ Die oben genannten Symptome nehmen zu, werden aber bei bewegungsarmem Lebensstil immer noch nicht als Krankheit wahrgenommen.
+ Die Lungenfunktionswerte gehen um bis zu 50 Prozent zurück.

Schwere COPD (Schweregrad III)

+ Schon leichte Anstrengungen können Husten und Atemnot auslösen. Die Krankheit ist nicht mehr zu ignorieren.
+ Die Lungenfunktionswerte zeigen nur noch Werte zwischen 30 und 50 Prozent.

Sehr schwere COPD (Schweregrad IV)

+ Die Krankheit ist im Endstadium angekommen, der Sauerstoffmangel ist deutlich zu spüren. Der ganze Körper ist mit Sauerstoff unterversorgt. Schwere Krankheitsschübe (Exazerbationen) müssen im Krankenhaus behandelt werden.
+ Die Lungenfunktion liegt bei weniger als 30 Prozent des Normalwerts.

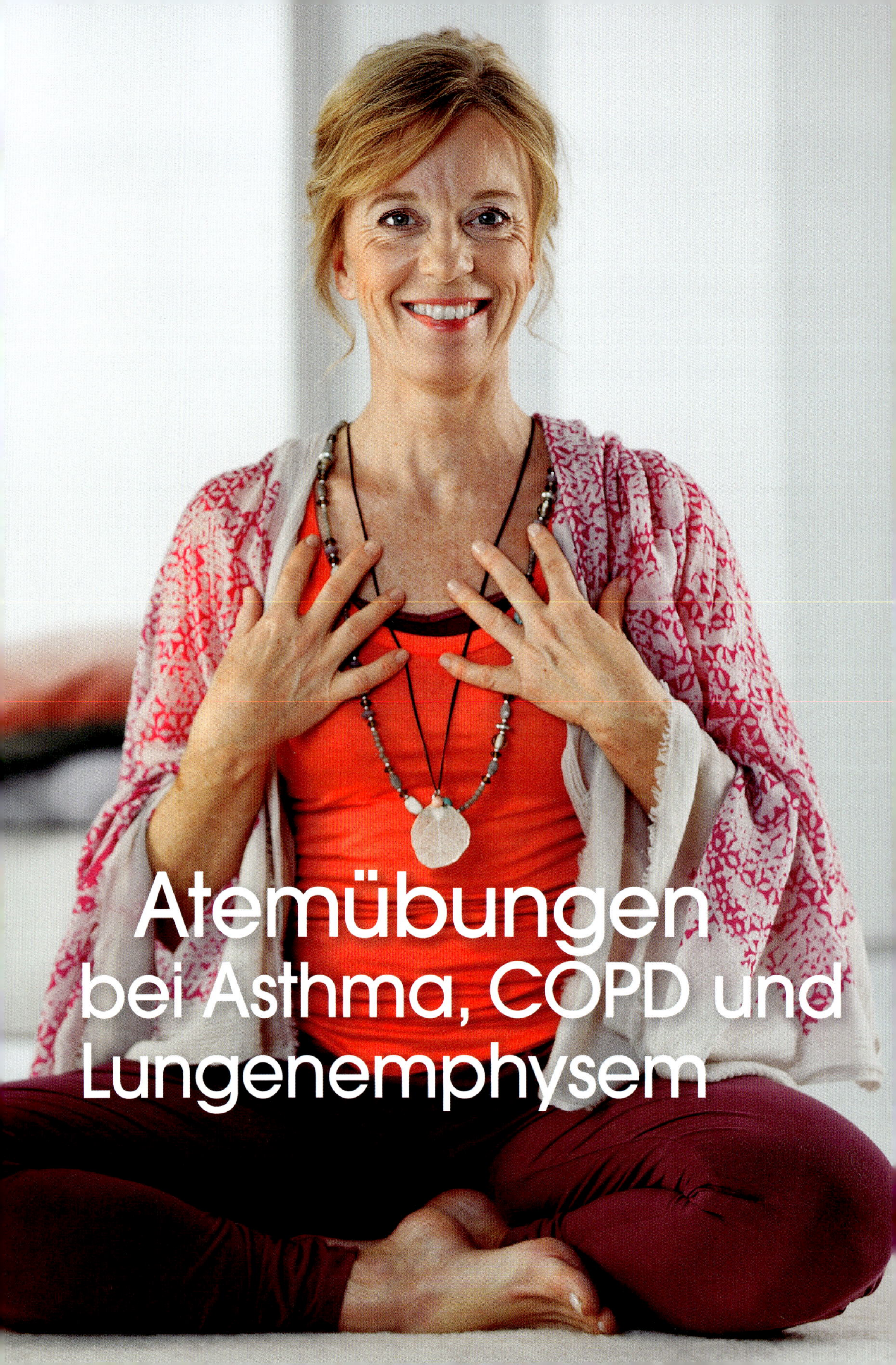

Atemübungen bei Asthma, COPD und Lungenemphysem

Aktive Einstimmung

Asthma, COPD und die Folgen wie das Lungenemphysem (Überblähung der Lungenbläschen) sind zwar ernst zu nehmende Erkrankungen, aber ihren Verlauf können Sie aktiv und entscheidend beeinflussen.

Ziel der Atemtherapie bei Atemwegserkrankungen ist es, zu einem leichteren Atem und einem verbesserten Gasaustausch zu verhelfen. Dazu gehören die Entspannung, die Entkrampfung, das Beweglich-Machen und die Kräftigung der Atemmuskulatur, die Mobilisation des Brustkorbs und – zuallererst – die Wahrnehmung des normalerweise unbewussten Atems.

Mit den Übungen in diesem Buch möchte ich Ihnen eine Hilfe zur Selbsthilfe anbieten. Wenn Sie an einer obstruktiven Lungenkrankheit leiden, können Sie mit ihnen Ihr Atemvolumen und Ihre Atemtechnik verbessern, die Ausatmung verlängern, die Lunge besser von verbrauchter Luft reinigen, Brustkorb und Atemmuskeln mobilisieren und Ihre Haltung optimieren. Kurzum: Die Atemarbeit wird ökonomischer.

Spezielle Ausatem- und Zwerchfellübungen können Sie den ganzen Tag über begleiten. Die Übungen in den Übungsprogrammen ab Seite 66 helfen Ihnen dann zusätzlich dabei, die Luft nicht nur gezielter auszuatmen, sondern auch die Wirbelsäule, den Brustkorb und den Körper beweglicher zu halten und angespannte Muskeln zu lösen.

Wichtig: Üben Sie im Sitzen und Stehen immer aus einer aufrechten Position heraus. Achten Sie auch auf die Kopf- und Schulterhaltung (mehr dazu siehe Seite 46 ff.). Machen Sie sich diese „gute Haltung" immer wieder bewusst. Nehmen Sie sich zudem genügend Zeit und üben Sie immer nur so viel, dass Sie sich dabei gut fühlen. Und ganz wichtig: Atmen Sie bei den Übungen durch die Nase ein und durch die sogenannte Lippenbremse (siehe Seite 41) aus.

Andere Möglichkeiten der Ausatmung

+ Sie können auch auf „sch …", „mmmm", „fff …" oder „ng …" ausatmen.
+ Eine weitere Möglichkeit der Ausatmung ist die auf tönende Vokale: a, e, i, o, u.
+ Das Wichtigste: Pressen Sie den Atem nie, halten Sie ihn nicht an und drücken Sie ihn nicht heraus. Das könnte die Lungenbläschen noch mehr überdehnen. Lassen Sie den Atem weich und sanft ausströmen.

Die Lippenbremse

Bei schneller Ausatmung fallen die ohnehin schon verengten Bronchien noch mehr zusammen und können sogar kollabieren. Die Ausatmung ist dann fast nicht oder nur noch sehr schwer möglich. Dadurch überblähen sich die Lungenbläschen noch mehr. Wenn der Atemstrom hingegen gebremst wird, entspannen sich die Bronchien und können sich besser weiten.

Die Lippenbremse bewirkt eben dies: Der Atemstrom wird abgebremst und den verengten Bronchien wird mit den Lippen Widerstand beziehungsweise leichter Druck entgegengesetzt. Dieser Druck verhindert das Zusammenfallen der kleinsten Bronchialäste, der Bronchiolen. In der Folge kann mehr Luft aus der Lunge ausströmen und ausgeatmet werden („Entblähen von gestauter Luft"). Die Atemfrequenz wird reduziert, die Atemarbeit ökonomisiert. Dies verringert die Atemnot, bringt mehr Sauerstoff, macht ruhiger und entkrampft.

Die Lippenbremse sollte nicht nur bei den Übungen, sondern auch im Alltag häufig benutzt werden. Sie …

- hält die kleinen Bronchien offen,
- entleert, entlüftet und reinigt die Lungenbläschen,
- stärkt die Atemmuskulatur.

Bewährt hat sie sich auch bei akuter Atemnot. Dr. Konrad Schultz, medizinischer Direktor der Klinik Bad Reichenhall, erläuterte in einem Interview: „Je schwerer eine Atemwegserkrankung, umso wichtiger ist auch das andauernde Anwenden der Lippenbremse. ((…)) Wer die dosierte Lippenbremse regelmäßig übt, kann außerdem sicherstellen, dass er diese Atemtechnik auch im Notfall beherrscht. Wer schon einmal unter Luftnot gelitten hat, kennt ja das damit einhergehende, beklemmende Gefühl der Angst zu ersticken. Panik gilt es in solchen Situationen allerdings zu vermeiden, um die Atemnot nicht noch zu verschlimmern. Vielmehr ist es eine wesentliche Hilfe zur Selbsthilfe, die Lippenbremse auch in Notsituationen durchführen zu können, um die akute Atemnot effektiv zu lindern."

Ausatmung mit Lippenbremse

1. Atmen Sie immer durch die Nase ein und durch die Lippenbremse aus: Lassen Sie dabei die Lippen locker aufeinander liegen oder spitzen Sie sie wie zu einem Pfeifen. Die Lippen sind nur einen kleinen Spalt geöffnet.
2. Lassen Sie dann die Luft sanft und ohne Druck entweichen. Sie soll langsam, gleichmäßig und so lange ausgeatmet werden, wie es Ihnen ohne Anstrengung und Druck möglich ist. Nie die Luft rauspressen!
3. Nehmen Sie sich dafür genügend Zeit. Der leichte Widerstand, der die Luft etwas abbremst, verhindert das Kollabieren der Bronchien und entbläht die Lungenbläschen.
4. Stellen Sie sich vor, wie gut es Ihrer Lunge tut, wenn die Abfallstoffe ausgeatmet und die Lungenbläschen entbläht werden – wie kleine Ballone. Nur in ein leeres Gefäß (Lunge) kann frisches Wasser (Sauerstoff) nachfließen.

Die Bauch- oder Zwerchfellatmung

Die Bauchatmung, auch Zwerchfellatmung genannt, ist die effektivste Atemtechnik – sie bedeutet mit jedem Atemzug mehr Luft, freiere Bronchien und Entspannung für Körper Geist und Seele. Machen Sie daher auch diese Atemtechnik zu einem festen Bestandteil Ihres Alltags.

Sie wissen ja bereits, dass das Zwerchfell der Dirigent des Atemorchesters ist. Die tiefe Atmung wieder zu erlernen, ist daher das A und O für jeden Menschen mit Atemproblemen – überhaupt für jeden, der sich entspannen will. Denn nur die tiefe Atmung wirkt entspannend auf das Nervensystem.

Üben Sie die Zwerchfellatmung zuerst im Liegen, so ist sie am leichtesten. Sie müssen sich nicht gegen die Schwerkraft behaupten und können sich nur auf die Atmung konzentrieren.

Zwerchfellatmung im Liegen

1. Legen Sie sich auf den Boden und stellen Sie die Beine auf. Wenn es Ihnen angenehm ist, platzieren Sie ein oder mehrere Kissen unter dem Kopf. Manche Asthmatiker können mit dem Oberkörper oder Kopf nicht zu tief liegen.
2. Legen Sie die Hände auf den Unterbauch unterhalb des Nabels.
3. Atmen Sie nun durch die Nase zum Bauch hinab ein. Spüren Sie, wie er sich gegen den leichten Widerstand Ihrer Hände etwas nach oben wölbt.
4. Dann lassen Sie langsam durch die Lippenbremse die Luft los und spüren dabei, wie der Bauch wieder flacher wird.
5. Üben Sie in der ersten Zeit regelmäßig, auch im Bett vor dem Einschlafen. Wenn Ihnen die Übung mit der Zeit leichter fällt, üben Sie sie erst auch im Sitzen, dann im Stehen.

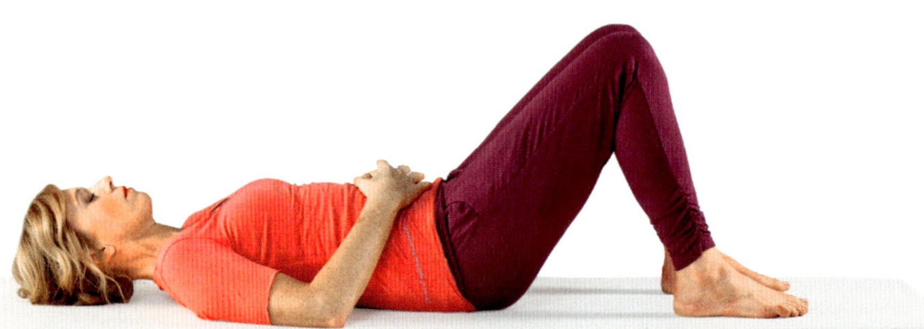

Atemmeditation

Entspannung und Meditation sind für den gestressten, unruhigen Menschen genauso wichtig wie für den Menschen mit Atemproblemen. Entspannen Sie sich daher bewusst immer wieder. Nehmen Sie sich jeden Tag 5, 10 oder 15 Minuten Zeit für diese Übung, die auch auf Seele und Geist zugleich entspannend und erfrischend-vitalisierend wirkt:

1. Legen Sie sich auf den Boden, auf das Sofa oder das Bett. Stellen Sie die Beine auf oder legen Sie eine Kissenrolle oder eine aufgerollte Decke unter die Knie.
2. Atmen Sie wie bei der Zwerchfellatmung im Liegen locker und gelöst durch die Nase zum Bauch hin ein. Können Sie spüren, wie er sich unter Ihren Händen etwas wölbt?
3. Lassen Sie dann den Atem langsam und weich ausströmen. Benutzen Sie die Lippenbremse oder atmen Sie durch die Nase aus – langsam und so lange wie es Ihrem natürlichen Atemrhythmus entspricht, also ohne dass Sie drücken oder pressen müssen. Das ist wichtig.
4. Wenn Sie wollen, schließen Sie die Augen. Lauschen Sie nun ruhig und gelassen Ihrem eigenen Atem: Beobachten Sie ihn mit Ihrem inneren Auge. Nehmen Sie wahr, wie er kommt und geht, wie er ein- und ausströmt. Als kleine Hilfe können Sie sich eine Stelle in Ihrem Körper suchen, an der Sie den Atem besonders gut spüren können, zum Beispiel in der Nase oder im Bauchbereich.
5. Je häufiger Sie sich auf diese entspannende Übung einlassen, umso mehr Anspannungen können sich lösen und um so tiefer kann Ihr Atem wieder schwingen. Sie werden spüren, dass sich im ganzen Körper Spannungen lösen und auch belastende Gedanken und Gefühle zur Ruhe kommen.

Der natürliche Atemrhythmus

Normalerweise wird der Atem vom Atemzentrum im Gehirn gesteuert, also unbewusst und ohne unser Zutun. In Stresszeiten oder bei Atemproblemen verstellt sich jedoch der Regler manchmal. Das heißt, der Atemrhythmus verändert sich dann zum Nachteil, der Atem wird schnell, flach, oberflächlich und unökonomisch. Die gute Nachricht: Der Atem lässt sich ein Stück weit bewusst kontrollieren und beeinflussen.

Jeder Mensch bringt mit der Geburt seinen natürlichen Atemrhythmus mit. Babys atmen unwillkürlich richtig. Ihr Bauch hebt sich bei der Einatmung und senkt sich bei der Ausatmung. Der natürliche (gesunde) Atem fließt tief, langsam, ruhig und regelmäßig – wie ein ruhiger Fluss.

In Ruhe besteht der natürliche Atemrhythmus (der Ur-Rhythmus) aus drei Phasen: Einatmen – Ausatmen – Pause (Atemruhe). Die Ausatemphase ist dabei länger als die Einatemphase. Das Verhältnis entspricht etwa 2 : 4 : 1. Bei angespannten, gestressten Menschen fehlt fast immer die Pause, der Atemrhythmus ist also nur noch zweiphasig. Doch Sie können sich wieder mit dem natürlichen Atemrhythmus verbinden, indem Sie eine kleine Atempause nach der Ausatmung einbauen, in der gar nichts geschieht und sich die Atemmuskeln und das Lungengewebe erholen. Diese natürliche Pause entsteht, wenn wir in Ruhe abwarten können, bis der Atem von selbst wiederkommt. Bei körperlichen Aktivitäten, oder auch beim Sprechen und Singen, fällt die Atempause weg. Es ist empfehlenswert zu lernen, sie in Entspannung (auch bei Dehnübungen) wieder zuzulassen.

Erkundung des Atemrhythmus

Eine wunderbare Übung für den Alltag. Sie brauchen eine Uhr mit Sekundenzeiger oder ein Smartphone mit Stoppuhr.

1. Setzen oder stellen Sie sich entspannt hin und atmen Sie zuerst aus.
2. Schauen Sie auf die Uhr und beobachten Sie, wie viele Sekunden Sie ein- und wie viele Sekunden Sie ausatmen können. Ist Ihre Ausatmung länger als Ihre Einatmung? Das ist das Ziel. Wenn Sie 4 Sekunden einatmen, wäre es schön, Sie könnten 6 bis 8 Sekunden ausatmen – oder länger. So wären bei 6 Sekunden einatmen, 8 bis 12 Sekunden ausatmen oder mehr optimal.
3. Beobachten Sie Ihren Atem auf diese Weise 3–4 Atemzüge lang, ohne ihn zu pressen oder herauszudrücken.

Vielfältige Wirkung

Atemtherapie und Atemgymnastik helfen

+ den Atem bewusst zu machen und ein Atembewusstsein zu entwickeln.
+ den eigenen Atem kennenzulernen.
+ die tiefe, ökonomische Atmung zu erlernen (dabei ist die Ausatmung wichtiger als die Einatmung).
+ die Ausatmung zu verlängern.
+ die Bronchien zu entkrampfen und weit zu halten.
+ den erhöhten Atemwiderstand herabzusetzen – vor allem durch die Lippenbremse (siehe Seite 41).
+ die Atemarbeit zu ökonomisieren (Reduzierung der Atemarbeit).
+ den Atemapparat zu pflegen – durch Kräftigung und Dehnung der an der Atmung beteiligten Muskeln. Je beweglicher die Atemmuskeln sind, desto leichter fällt die Atmung und um so mehr Luft kann die Lunge fassen, ohne von verbrauchter Luft belastet zu werden.
+ insbesondere den Zwerchfellmuskel wahrzunehmen, zu kräftigen und zu mobilisieren.
+ die Brustmuskulatur und die Rumpfwände zu dehnen. Die Beweglichkeit des Brustkorbes ist bei Asthma und Atemwegserkrankungen Voraussetzung für ökonomische Atmung (wenig Energieverbrauch pro Atemzug).
+ die Angst vor und bei einem Asthmaanfall zu vermindern.
+ die Atmung durch bestimmte Körperhaltungen zu erleichtern (mehr dazu ab Seite 46).
+ die Herztätigkeit zu unterstützen, die durch eine erschwerte, sauerstoffarme Atmung ebenfalls in Mitleidenschaft gezogen wird.

Atem und Haltung

Atem und Haltung hängen eng miteinander zusammen, nicht nur weil Haltungsfehler meistens zu Verspannungen führen. Die Körperhaltung beeinflusst auch in hohem Maß den Raum, der für die Atembewegung zur Verfügung steht. Nur bei aufrechter Haltung kann sich der Atem entfalten – im Gegensatz zu einer „zusammengesackten", gebückten Haltung.

Stehen Muskel- und Faszienschichten zu stark unter Spannung, pressen sie den Brustkorb in ein Korsett, das sich manchmal wie ein Panzerhemd anfühlt. Mühelose Atembewegung ist dann unmöglich. Je elastischer die Körperwände, je gelöster und flexibler Muskeln und Faszien sind, umso leichter hat es der Atem. Wenn die Rumpfmuskeln und -faszien sich beim aufrechten Stehen oder Sitzen elastisch weiten und Spannung loslassen können, erfolgt Einatmung leicht.

Sie können sich sicher vorstellen, dass es der Atem viel schwerer hat, wenn der Brustkorb und das Zwerchfell angespannt und die Schultern hochgezogen sind. Kommt dann noch ein Rundrücken dazu, ist freies Atmen kaum möglich. In der sogenannten „Buckelhaltung" werden der Brustkorb, das Zwerchfell und auch die Atemwege zusammengedrückt.

Der Brustkorb sollte zur Erleichterung des Atems frei beweglich sein. Nicht nur bei den Übungen, auch im Alltag ist es wichtig, immer wieder die „gute, lotgerechte Haltung" einzunehmen. Auf einen Blick bedeutet das:

- Der Bauch wird nicht eingezwängt.
- Der Brustkorb ist weit.
- Kopf und Nacken sind aufrecht.
- Die Schultern sind entspannt.

Gerade Menschen, die schwer Luft bekommen und unter einer Atemwegserkrankung leiden, neigen im Sitzen, Gehen oder Stehen immer mehr zu einer vorgebeugten Haltung sowie zu einem starren, steifer werdenden Brustkorb. Viele von Asthma oder COPD Betroffene haben das Gefühl, ihr Brustkorb sei zu eng, so als ob er in einem Panzerhemd stecken würde. Aber auch Menschen, die stundenlang am Schreibtisch arbeiten, gewöhnen sich durch das lange Sitzen Fehlhaltungen an. Deshalb ist es für jeden wichtig, sich bewusst mit der lotgerechten Haltung, in der Bandscheiben, Wirbelgelenke und Haltemuskeln am besten ausbalanciert sind, auseinanderzusetzen.

Für eine aufrechte Haltung sind kräftige Rücken-, Bauch- und Beckenmuskeln wichtig. Deshalb sollten diese immer wieder gestärkt und in ihrem Zusammenspiel ausbalanciert werden.

Die gute Haltung kennenlernen und einüben

Mit einer „guten Haltung“ ist diejenige Haltung gemeint, in der der Körper ausbalanciert ist. Die Körperblöcke sind dann so übereinander „gestapelt“, dass möglichst wenig Kraft und Energie benötigt wird, um die Wirbelsäule gegen die Schwerkraft aufrecht zu halten. In dieser Position werden die Wirbelsäulensegmente und die Bandscheiben am wenigsten belastet – und erst recht nicht einseitig. Der Brustkorb ist weit, aber nicht steif und verspannt, sodass die Lunge viel Platz für die Atembewegung hat.

Die gute Haltung wahrnehmen – im Stehen

1. Stellen Sie sich aufrecht hin – mit fest auf dem Boden hüftbreit auseinander stehenden Füßen.
2. Die Knie sind nicht überstreckt und ein klein wenig gebeugt.
3. Die Bauch- und Gesäßmuskeln sind leicht angespannt, um ein Hohlkreuz zu vermeiden.
4. Der Brustkorb ist weit und das Brustbein ist nach vorne oben angehoben.
5. Die Schultern sind gelöst (nicht angespannt hochgezogen) und leicht nach hinten unten gezogen.
6. Ganz wichtig: Halten Sie den Kopf ganz aufrecht. Er „thront“ auf der Wirbelsäule. Stellen Sie sich vor, er würde von einem unsichtbaren goldenen Faden nach oben gezogen.
7. Der Blick ist geradeaus gerichtet.
8. Von der Seite betrachtet befinden sich die Fußgelenke, Knie, Hüft- und Schultergelenke und das Ohr auf einer Linie.

falsch richtig

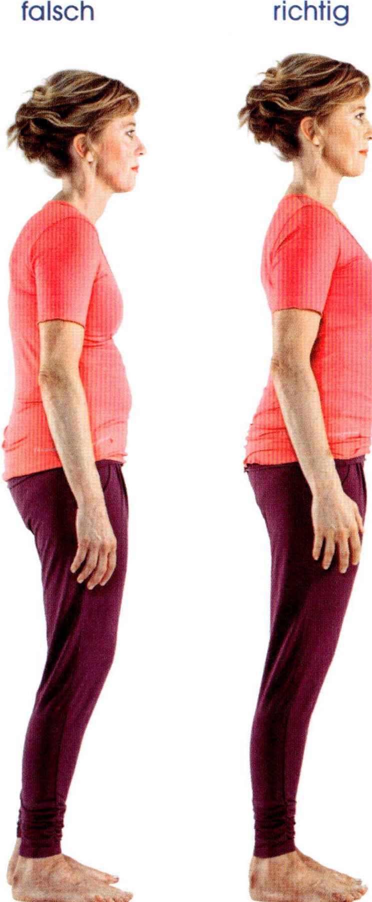

Die gute Haltung wahrnehmen – im Sitzen

1. Genau wie bei der stehenden Haltung sind die Schultern gerade und weit und hängen nicht nach vorne.
2. Der Kopf „schwebt" nach oben.
3. Die Wirbelsäule richtet sich in ihrer Doppel-S-Form gerade über dem Becken auf. Das Becken ist das Fundament für das Sitzen.
4. Das Gewicht ruht auf beiden Sitzbeinknochen. Die Füße stehen etwa hüftbreit auseinander und senkrecht unter den Knien.

Tipp: **Setzen Sie sich bei Übungen im Sitzen immer auf das vordere Drittel des Stuhls und nehmen Sie die oben beschriebene aufrechte Haltung ein.**

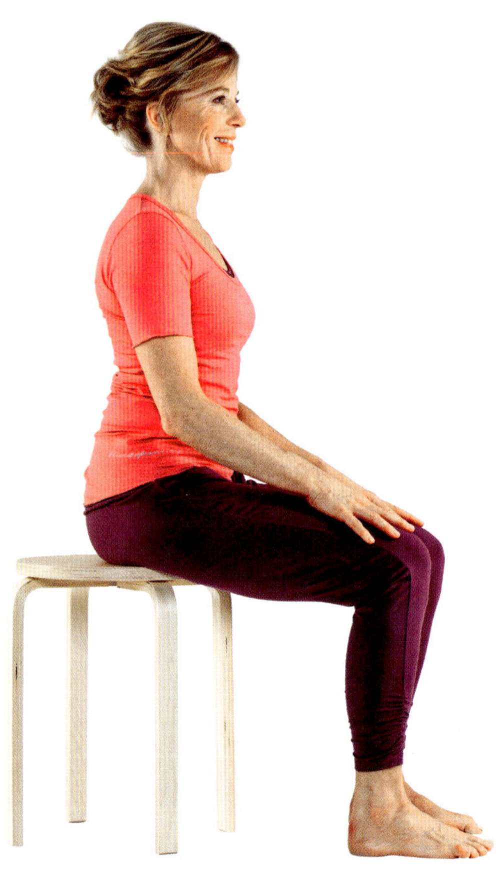

Atemerleichternde Haltungen

Atemerleichternde Körperstellungen entlasten Brustkorb, Schultergürtel und Atemhilfsmuskulatur und ökonomisieren die Atemarbeit. Es ist sinnvoll, sie immer nach einer Belastung einzunehmen, bis sich der Atem wieder beruhigt hat. Natürlich helfen sie auch bei Kurzatmigkeit oder akuter Atemnot.

Die atemerleichternden Stellungen, die Sie hier und auf den beiden nächsten Seiten kennenlernen,

- entlasten den Brustkorb vom Gewicht des Schultergürtels,
- verbessern den Einsatz der Atemhilfsmuskulatur (erst wenn die Arme abgestützt sind, kann die Atemhilfsmuskulatur die Atmung gut unterstützen),
- unterstützen das Abhängen des Bauchs nach vorne (schafft Raum für das Zwerchfell),
- erleichtern die Rippenbewegung,
- steigern das Lungenvolumen und verbessern die Belüftung der Lungenteile.

In beschwerdefreien Zeiten ist der Einsatz der Atemhilfsmuskulatur nicht nötig. Sie sollten die entlastungs- und atemerleichternden Körperhaltungen dann aber üben, damit Sie diese sofort parat haben, wenn eine Atemnot auftritt.

Kutschersitz

1. Setzen Sie sich mit gegrätschten Beinen auf den vorderen Teil eines Stuhls und beugen Sie den Oberkörper vor.
2. Stützen Sie die Unterarme auf den Oberschenkeln auf. Dabei soll der Bauch entspannt und der Rücken gerade sein (kein Katzenbuckel), sodass der Brustkorb weit ist, die Lunge Platz hat und nicht eingezwängt wird. So wird die angestaute Luft nach und nach ausgeatmet.

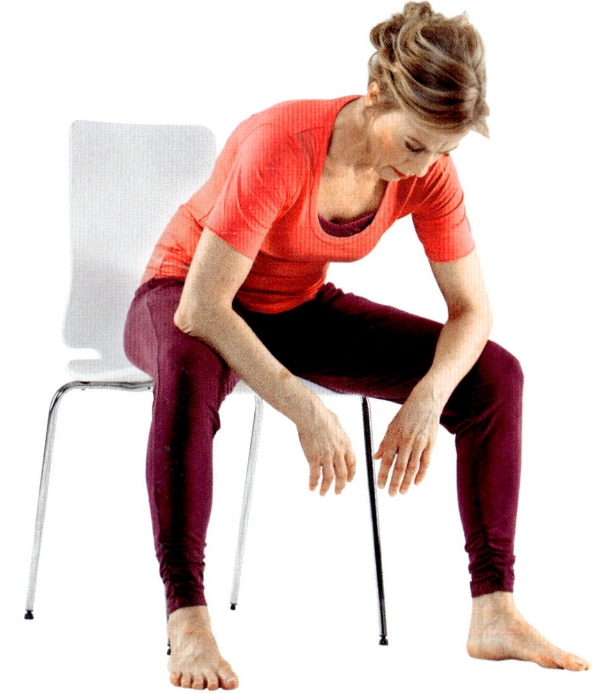

Wie der Kutschersitz (siehe Seite 49) funktionieren auch die beiden folgenden atemerleichternden Körperhaltungen nach dem Prinzip der Gewichtsentlastung und besseren Belüftung der Lunge.

Torwartstellung

1. Stellen Sie sich mit leicht gegrätschten Beinen fest auf den Boden. Beugen Sie die Knie und stützen Sie sich bei fast gestreckten Armen mit den Händen auf den Oberschenkeln ab.
2. Sie können sich auch an einem Geländer, auf einem Tisch, auf einer Stuhllehne, an einem Baum oder an einer Wand abstützen.

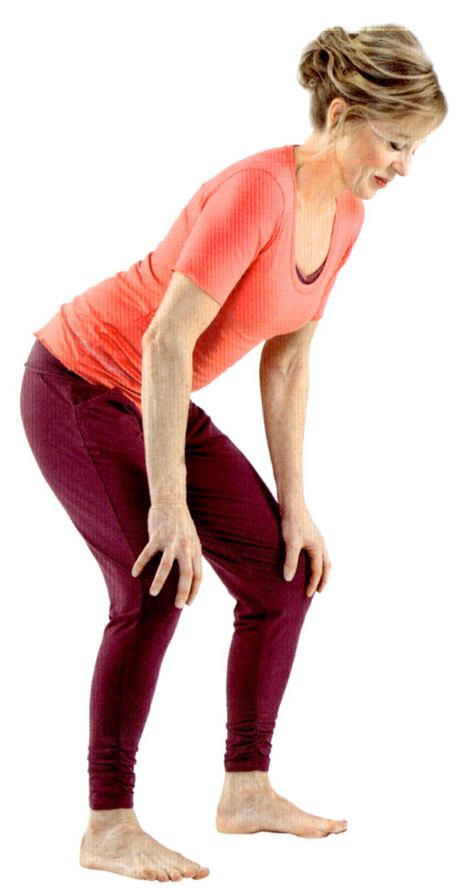

Reitsitz

1. Setzen Sie sich umgekehrt auf einen Stuhl mit Lehne.
2. Der Rücken bildet entweder bis zum Hinterkopf eine gerade Linie oder Sie legen den Kopf bequem auf die Unterarme, die auf der Lehne ruhen.

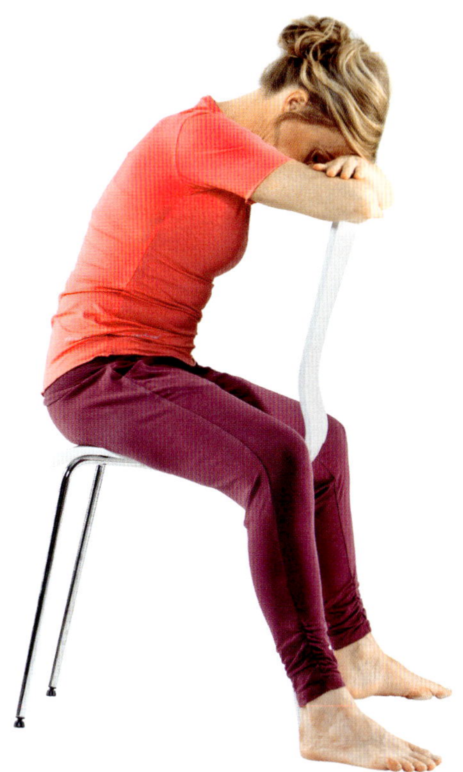

Hustentechnik: richtig abhusten – leichter atmen

Die chronische Entzündung der Bronchien lässt die Bronchialschleimhaut anschwellen, die Schleimdrüsen vergrößern sich und produzieren vermehrt zähen Schleim, darüber hinaus verlieren die Flimmerhärchen ihre Beweglichkeit. Dadurch erschwert und verschlechtert sich nicht nur die Selbstreinigung der Lunge: Der festsitzende Schleim stellt auch einen idealen Nährboden für Bakterien und Pilze und damit für weitere Atemwegsinfektionen dar. Außerdem entsteht nach jeder chronischen Entzündung Narbengewebe, weil Bronchialzellen absterben. Die Atemwege werden instabiler und kollabieren schneller. Typische Krankheitszeichen entwickeln sich: Atemnot sowie Husten, der mit Auswurf verbunden ist. Ein wichtiger Bestandteil der COPD-Therapie ist daher das regelmäßige Abhusten des festsitzenden Schleims.

Man unterscheidet dabei zwischen produktivem und unproduktivem Husten:

- Beim produktiven Husten wird Schleim gelöst und abtransportiert.
- Beim „produktiv-ineffektiven" Husten wird der Schleim trotz häufigen Hustens nur unvollständig hinausbefördert, zum Beispiel weil er noch nicht weit genug nach oben transportiert werden konnte. Dieser Husten sollte, wenn möglich, verhindert werden. „Räuspern" kann hier helfen. Atmen Sie zuerst durch die Lippenbremse aus und lassen Sie dann das Sekret mit einem Räuspern heraus. Husten Sie erst am Schluss der Ausatmung ab, wenn der Schleim weit genug oben ist. Auch Lungenspezialisten empfehlen, nicht einfach drauflos zu husten, weil dann die Bronchien in sich zusammenfallen und die Bronchialschleimhaut aufeinanderprallt. Dadurch kommt es leicht zu kleinen Verletzungen, die neuen Husten provozieren.

Hoher Druck sollte generell vermieden werden, da die enorm hohen Druck- und Spanungsverhältnisse auf Dauer die Flimmerhärchen und Schleimhäute schädigen können. Darüber hinaus werden die Hustensensoren beziehungsweise Hustenmeldezellen überreizt (diese melden dem Gehirn Fremdkörper, das daraufhin den Befehl „Husten" erteilt), sodass sie immer rascher reagieren. Die erste Regel lautet deshalb: Vermeiden Sie zu starkes Husten. Hüsteln Sie besser zärtlich statt ungebremst.

Übung zum erleichterten Abhusten

1. Nehmen Sie eine atemerleichternde Körperstellung ein (siehe Seite 49 ff.). Der Oberkörper sollte leicht vorgebeugt und abgestützt sein, sodass der Brustkorb und damit auch die Bronchien entspannen können und die Bauchatmung erleichtert wird. Dadurch entsteht eine größere Atembewegung und sowohl die Luft als auch der Schleim können besser fließen.
2. Atmen Sie durch die Nase ein.
3. Am Ende der Einatmung erfolgt dann eine kleine Pause, damit die Luft Zeit hat, in die eingeengten Atemwege zu gelangen. Jetzt sind die Atemwege geweitet.
4. Die Ausatmung erfolgt zunächst passiv und weich gegen die geschlossenen Lippen (siehe Seite 41). Die Lippenbremse weitet die Bronchien von innen, sodass Luft und Schleim besser fließen können.
5. Mit der zweiten Hälfte der Atemluft husten beziehungsweise hüsteln Sie dann 2- bis 3-mal. Sie können sich auch vorstellen, Sie würden eine Scheibe anhauchen. Vermeiden Sie unbedingt explosives Husten.
6. In der späteren Phase der Ausatmung können Sie auch die Unterarme unter der Brust kreuzen und gegen den Bauch drücken. Das hilft der mitunter erschöpften Hustenmuskulatur.
7. Danach wieder locker durch die Nase zum Bauch hin einatmen.

Wichtig: Räuspern ist zwar eine gute Abhusttechnik, sollte jedoch nicht dauernd angewendet werden, weil es die Stimmbänder überlastet.

Unterstützung der Ausatmung

Statt der Lippenbremse ist auch tönendes, summendes Ausatmen möglich. Durch die kleinen Vibrationen kann der Schleim besser gelöst und abtransportiert werden. Sehr hilfreich kann auch ein Gymnastikball sein: Hüpfen Sie ein wenig auf und ab und lassen Sie die Schultern sich dabei mitbewegen (beim Abwärtsbewegen die Schultern einfach fallen lassen). Und auch mit pflanzlichen Präparaten kann die Schleimlösung begünstigt werden, etwa durch heiße Tees mit Thymian, Efeu, Isländisch Moos oder Ingwer (siehe Seite 32).

Vorstellungsbilder zum Atem

Was früher lediglich ein Erfahrungswert war, ist heute bewiesen: Das menschliche Gehirn denkt in Bildern. Je bildhafter eine Information vermittelt wird, um so besser kann man sie umsetzen. Es hilft selten, sich einfach nur zu sagen: „Und nun den Bauch beim Einatmen weit werden lassen, beim Ausatmen zurückschwingen, außerdem in Flanken und Rücken weiten." Kaum jemand wird bei einer solchen Beschreibung auf Anhieb wissen, was er zu tun hat. Wenn Sie sich aber vorstellen, dass in Ihrem Bauch beim Einatmen ein Luftballon aufgeblasen wird, fällt es Ihnen schon leichter, sich auf diese momentan neue, weil vergessene tiefe Atembewegung einzustellen.

Vorstellungsbilder haben eine besondere Kraft. Sie sind überaus hilfreich, um ein Gefühl für den Atem, die Atemmuskeln, den Atemvorgang und den ganzen Körper zu bekommen. Außerdem helfen sie, den Atem und den ganzen Körper von Anspannungen zu befreien.

Unser Nervensystem merkt sich routinehafte Haltungen, wiederholte Muskelanspannungen und einen dauerhaft angespannten, flachen Atem und interpretiert diese nach einiger Zeit als „normal". Durch Vorstellungsbilder können Sie allerdings „festgefahrene" Nervenbahnen umprogrammieren. So kann das Nervensystem wieder lernen, wie eine günstige Haltung, wie gelöste Muskeln und wie ein tiefer Atem sich anfühlen.

Ein Gefühl für die Atmung bekommen

Auf den folgenden Seiten stelle ich Ihnen zehn Vorstellungsbilder zum Thema „Atem" vor. Sie helfen Ihnen, ein klareres Gefühl und eine genauere Vorstellung zum Atemgeschehen aufzubauen. Gesetzt den Fall, Sie haben sich über Jahrzehnte hinweg eine oberflächliche, unökonomische Atmung angewöhnt, können Sie diese nur ändern, wenn Sie ein Gefühl für die Funktion der Atemmuskeln, den eigenen und den natürlichen Atemrhythmus und Ihren Körper entwickeln. Hierbei helfen die Vorstellungsbilder sehr gut. Vielleicht können Sie sich beispielsweise die Lage und die Bewegung des Zwerchfells, das ja ein innerer Muskel ist, überhaupt nicht vorstellen. Es wird Ihnen aber helfen, diesen „Atemdirigenten" als Schirm oder Qualle vor Ihrem inneren Auge zu sehen.

Den Atem imaginieren

Atemwahrnehmungsübungen wirken entspannend, befreiend und klärend. Sie vermitteln physisch und psychisch ein angenehmes Gefühl, da sie den Geist auf das „Jetzt" lenken. Nicht umsonst ist der Atem die Grundlage jeder Entspannungsmethode. Mit dem Atem verknüpft wirken die Imaginationen auf den ganzen Menschen lösend, beruhigend und gleichzeitig erfrischend.
Der Atem reagiert auf jeden Gedanken, jedes Gefühl und jede Bewegung. Befreiende Bilder befreien den Atem.

Und so geht's

Die Vorstellungsbilder werden zunächst in entspannten Haltungen geübt. Später können Sie sie auch zwischendurch im Alltag anwenden.
Sie können die Übungen im Sitzen oder Liegen durchführen, auf jeden Fall sollte die Haltung für Sie angenehm sein. Wenn Sie eine bequeme Position gefunden haben, beobachten Sie zuerst eine Weile lang Ihren Atem – wie er kommt und geht, wie er durch die Nase ein- und sanft wieder ausströmt. Wenn es Ihnen lieber ist, können Sie auch durch die Lippen gelöst ausatmen – sanft wie ein leichtes Säuseln.
Wählen Sie anschließend eines der Vorstellungsbilder auf den nächsten Seiten aus und nehmen Sie sich genug Zeit (5 bis 10 Minuten), damit es wirken kann.

Üben Sie zunächst nur mit diesem einen Bild. Das nächste Mal imaginieren Sie dann ein anderes. Wenn Sie alle Varianten kennengelernt und ausprobiert haben, werden Sie sicherlich Lieblingsbilder gefunden haben, die Ihnen besonders guttun. Sie können dann ausschließlich mit diesem Bild üben.

Das Becken als Ballon

Stellen Sie sich vor, Ihr Becken- und Unterbauchraum wäre mit einem Luftballon ausgekleidet und ein langer Schlauch würde von der Nase aus zu diesem hinab führen. Beim Einatmen strömt die Luft durch den Schlauch nach unten und füllt den Ballon mit Luft. Dieser dehnt sich gleichmäßig in alle Richtungen aus: nach vorne, zur Seite, nach hinten und nach unten zum Beckenboden. Beim Ausatmen entweicht die Luft langsam aus dem Ballon. Er schrumpft und fällt schließlich ohne Druck weich in sich zusammen. Die Bauchdecke, die Flanken und die Lenden ziehen sich zum inneren Bauchraum zurück. Der Beckenboden hebt sich etwas an. Konzentrieren Sie sich 5 Minuten oder länger auf dieses Bild und entspannen Sie sich dabei.

Der Brustkorb als Ziehharmonika

Beobachten Sie Ihren Atem eine Weile und stellen Sie sich dann vor, wie die Lunge sich beim Einatmen wie eine Ziehharmonika ausdehnt und sich beim Ausatmen wieder zusammenzieht. Stellen Sie sich vor, wie sich auch die Muskeln zwischen den Rippen beim Einatmen zusammenziehen und die Rippen dadurch auseinanderziehen und weiten. Die Lunge dehnt sich mit aus, denn sie muss dem Zug folgen. Beim Ausatmen geben die Muskeln nach und die Rippen ziehen sich wieder wie eine Ziehharmonika zusammen. Luft strömt passiv aus. Das Zusammenziehen geschieht locker, entspannt, elastisch. Bleiben Sie mit Ihrer Aufmerksamkeit bei diesem Atembild und lassen Sie die Ziehharmonika sich immer wieder gut zusammenziehen.

Das Zwerchfell als Kolben einer Spritze

Beobachten Sie einige Atemzüge lang Ihren Atem. Fühlen Sie, wie Ihr Rumpf weit und schmal wird. Stellen Sie sich nun das Zwerchfell wie den Kolben einer Spritze vor. Wenn der Kolben (das Zwerchfell) sich nach unten bewegt, entsteht (in der Lunge) ein Vakuum und Luft wird eingesogen, ganz von allein, ohne Anstrengung. Die Lunge füllt und weitet sich. Wenn der Kolben sich zurück bewegt, drückt der „Stempel" (das Zwerchfell) nach oben gegen die Lunge und die Luft strömt weich und sanft aus. Beobachten Sie, wie die Luft langsam und gelassen ausströmt.

Das Zwerchfell als großer Regenschirm

Beobachten Sie einige Atemzüge lang Ihren Atem. Stellen Sie sich dann den Brustkorb als großen Regenschirm vor. Im Becken befindet sich der Griff, die Schirmspitze am obersten Punkt der Wirbelsäule. Stellen Sie sich vor, wie der Schirm sich beim Einatmen öffnet, entfaltet und rundherum ausbreitet: vorne, seitlich und hinten. Beim Ausatmen schließt er sich wieder und der Schirmstab hebt sich etwas an. Genauso weiten sich der untere Bauch-, Rücken- und der Brustkorbbereich beim Einatmen. Beim Ausatmen werden diese Bereiche wieder enger. Der Schirm zieht sich elastisch zusammen.

Das Zwerchfell als Qualle

Beobachten Sie einige Atemzüge lang Ihren Atem. Stellen Sie sich dann das Zwerchfell in Form eines asymmetrischen Pilzes (die rechte Zwerchfellkuppel ist leicht höher als die linke) mit zwei kleinen Stielen vor (die hinteren Zwerchfellschenkel reichen bis zum dritten oder vierten Lendenwirbel). Stellen Sie sich vor, dass das Gewebe des Pilzes dem einer gallertartigen Qualle ähnelt. Beim Einatmen senkt sie sich nach unten und dehnt sich zu den Seiten etwas aus, beim Ausatmen kehrt sie elastisch in ihre Anfangsposition zurück.

Das Zwerchfell als Saugglocke

Beobachten Sie einige Atemzüge lang Ihren Atem. Nehmen Sie wahr, wie er in die Tiefe fließt und wie sich Bauch, Lenden und Flanken ausdehnen und die Atembewegung den Beckenboden, das sogenannte Beckenbodenzwerchfell oder Beckenbodentrampolin erreicht. Stellen sich dann vor, wie die „gallertartige Qualle" sich beim Einatmen nach unten zusammenzieht, wobei sich die Körperwände in alle Richtungen weiten. Stellen Sie sich vor, dass sich das Zwerchfell wie eine Saugglocke über die Baucheingeweide stülpt. Beim Zurückgleiten in die passive Ausatem- und Dehnstellung (wie eine Kuppel) legt es sich wieder an den Brustkorb an. Dabei wirkt es saugglockenartig auf die unteren Organe und die Venen.

Die Bronchien als umgedrehter Laubbaum

Beobachten Sie einige Atemzüge lang Ihren Atem. Richten Sie Ihre Aufmerksamkeit darauf, wie der Atem durch die Nase ein- und die Luftröhre hinabströmt, sich in den Bronchien und Lungenbläschen ausbreitet und diese auf dem umgekehrte Weg wieder verlässt. Stellen Sie sich nun die Bronchien als einen auf dem Kopf stehenden Laubbaum vor. Malen Sie sich aus, wie die Luft zuerst zu den dicken Ästen (Bronchien) gelangt, dann zu den dünneren Ästchen (Bronchiolen) und schließlich zu den Blättern (Lungenbläschen). Denken Sie sich die kleinen Lungenbläschen als viele kleine zarte Blätter. Stellen Sie sich genauso auch die so wichtige Ausatmung vor: Die verbrauchte Luft wandert aus den unzähligen grünen, elastischen Blättern wieder hinaus.

Lungen-Trauben

Beobachten Sie Ihren Atem und richten Sie dann Ihre Aufmerksamkeit auf die Arbeit Ihrer Lungenbläschen, die traubenförmig an den dünnsten Ästchen der Bronchiolen hängen. Stellen Sie sich vor, wie Ihre ganze Lunge mit diesen winzigen, aber elastischen Träubchen ausgefüllt ist. Stellen Sie sich vor, wie diese Träubchen sich weiten und zusammenziehen. Sauerstoff aufnehmen und abgeben. Sie können sich die „Trauben" in der Lunge auch als volle Blüten eines

Rosenstrauchs vorstellen, die beim Ausatmen zu kleinen Knospen werden. Oder als Miniballons, die sich bei jedem Atemzug aufblähen und beim Ausatmen wieder weich und elastisch in sich zusammenfallen.

Der Atem als Feder im Wind

Beobachten Sie Ihren Atem eine Weile und stellen Sie sich dann eine leichte Feder in der Luft vor. Sie wird vom Wind sanft und leicht getragen. Sie schwebt ein wenig auf und ab. Genauso schwebt ihr Atem jetzt: wie eine Feder im Wind. Die Feder wird vom Wind beziehungsweise Ihrem Ausatemstrom leicht und sanft weiter und weiter getragen. Lassen Sie sich fallen in dieses ruhige und doch beschwingte Getragen-Werden. Lassen Sie alle Anspannung los und seien Sie selbst leicht wie diese Feder – und lassen Sie Ihren Atem genauso leicht schweben.

Ein Atem wie Meereswellen

Beobachten Sie einige Atemzüge lang Ihren Atem. Stellen Sie sich vor, Sie liegen am Meeresstrand. Die Wellen kommen und gehen. Eine Welle nach der anderen rollt sanft und im ruhigen Rhythmus ans Ufer. Sie lauschen dem gleichmäßigen Auf und Ab der Meereswellen und spüren diese Wellen in sich. Achten Sie auf Ihren Atem, wie er kommt und geht, kommt und geht … Wie die Meereswellen. Sie nehmen wahr, wie eine Welle sich anhebt und wieder in das Wellental hinabsinkt. Sie atmen dabei aus. Dabei stellen Sie sich vor, dass die Welle zu Ihnen hin ausläuft, langsam und ruhig. Sie geben ihr dabei alle Zeit der Welt. Spüren Sie, wie beruhigend und entspannend dieses Bild der Meereswellen wirkt?

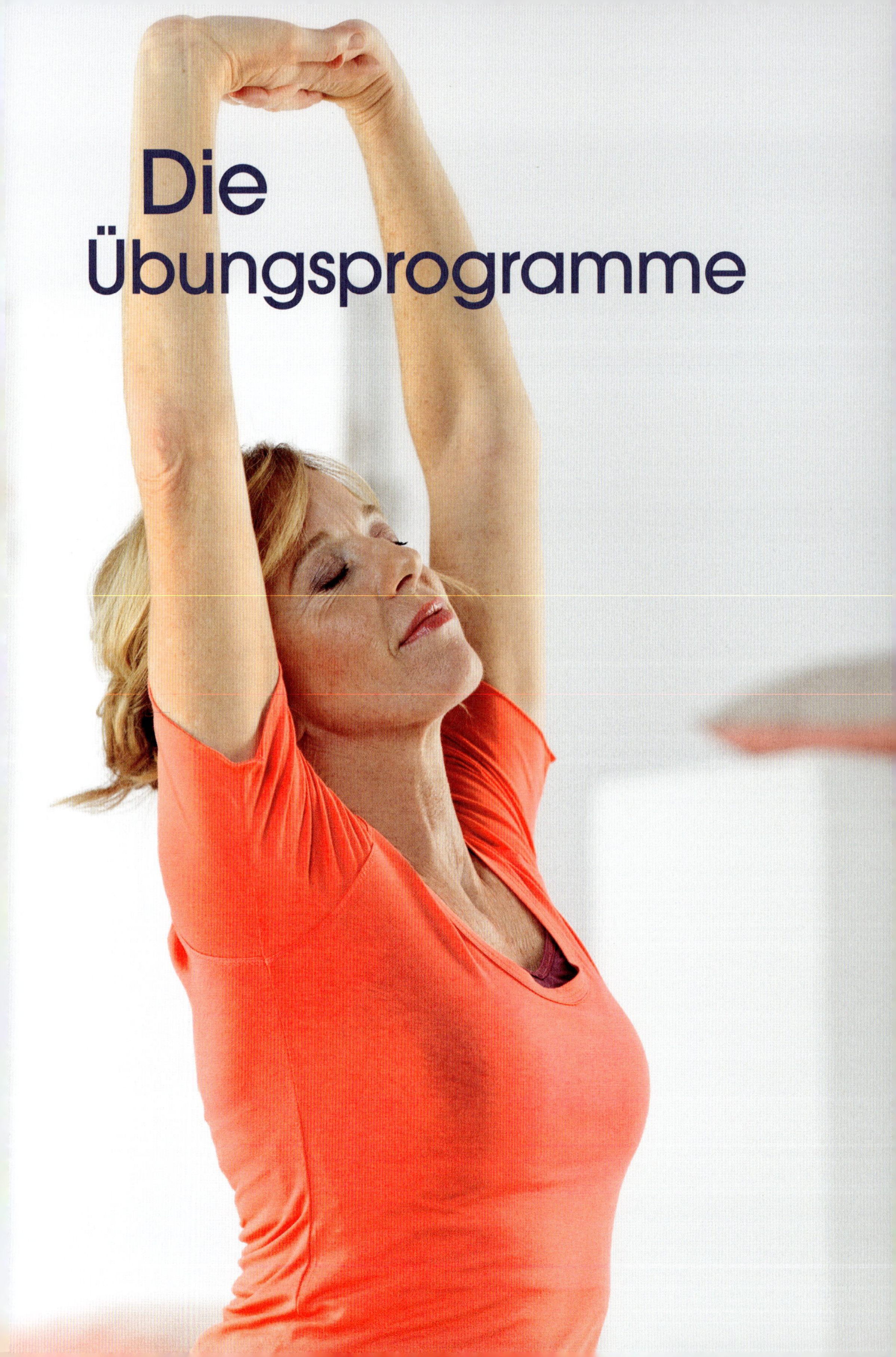

Die Übungsprogramme

Effektive Selbsthilfe für alle Fälle

Ab Seite 64 finden Sie acht verschiedene Übungsprogramme für ganz unterschiedliche Bedürfnisse und mit ganz unterschiedlicher Wirkung. Es empfiehlt sich, zunächst einmal jeden Tag oder auch nur jeden zweiten Tag ein anderes Übungsprogramm auszuprobieren, um alle kennenzulernen. Wenn Sie alle Übungen kennengelernt haben, können Sie sich jeweils das Programm herauspicken, von dem Sie denken, es würde Ihnen im Moment besonders guttun. Lernen Sie, auf Ihren Körper zu hören und ihn mit den Übungen zu „versorgen", die er gerade besonders braucht. Das können an einem Tag Dehnungsübungen für den starren Brustkorb sein, an einem anderen Tag Zwerchfellübungen, die den Atem intensivieren und die Atemmuskeln für die tiefe Atmung kräftigen, an wieder einem anderen Tag auch einmal Klopfübungen für die Bronchien.

Eine Ausnahme bilden die beiden ersten Übungsprogramme: Als Basis-Atemübungsprogramme sind sie für den Einstieg ins Atemtraining besonders wichtig. Beide helfen Ihnen, ein gutes Gespür für den Atem zu entwickeln und ihn im Notfall zu kontrollieren. Es lohnt sich deswegen, erst einmal eine Woche lang nur das erste Programm zu üben und eine weitere Woche ausschließlich das zweite Programm zu wiederholen. Planen Sie dazu jeweils 20 bis 30 Minuten ein.

Nehmen Sie sich für jede Übung drei bis fünf Minuten Zeit, entspannen Sie zwischendurch immer wieder und spüren Sie nach. Gerade diese Entspannungs- und Nachspürphasen sind beim Atmen-Üben sehr wichtig und dürfen keinesfalls ausgelassen werden.

Ansonsten gilt: Üben Sie immer nur so lang und so oft, wie es Ihnen guttut. Überfordern Sie sich nie, entspannendes Üben ist effektiver als verkrampftes. Manchmal hilft es auch schon, eine einzige Übung, die Ihnen gerade guttut, 10- bis 20-mal mit Pausen zu wiederholen.

Aufbau der Programme

Das **erste Übungsprogramm** (siehe ab Seite 64), ist gleichzeitig das erste Basisprogramm: Es geht vor allem um das Zwerchfell, den „Dirigenten im Atemorchester". Die Zwerchfellatmung wieder zu erlernen und zu praktizieren, ist das A und O in der Atemtherapie. Mobilisierung und Stärkung dieses inneren Muskels sind die Voraussetzung für alle weiteren Atemübungen.

Das **zweite Übungsprogramm** (siehe Seite 76 ff.) gehört ebenfalls zu den Basisprogrammen und beinhaltet vor allem Wahrnehmungsübungen für den Atem. Denn solange Sie nicht bewusst wahrnehmen, wie Sie atmen und was dabei geschieht, lassen sich schlechte Atemgewohnheiten nicht verändern. Deswegen lernen Sie in diesem Übungsprogramm, den Atem im Bauch-, Rücken- und Flankenbereich bewusst wahrzunehmen. Vergessen Sie dabei nicht, sich nach einigen Wiederholungen immer wieder Zeit zum Nachspüren zu nehmen.

Ab Seite 82 geht es im **dritten Übungsprogramm** vor allem darum, die Ausatmung zu unterstützen. Mit diesen Übungen verbessern Sie zudem das Gefühl für eine längere Ausatmung, das im Alltag leider häufig verloren geht – nicht nur bei Menschen, die unter einer Atemwegserkankung leiden, sondern auch bei denjenigen von uns, die oft gestresst und angespannt sind.

Die „Königin" der Atemübungen

Die Bauchatemübung mit Lippenbremse (siehe Seite 42) ist die wichtigste Übung überhaupt und so gewissermaßen die „Königin" unter den Atemübungen. Sie entspannt den Körper und hilft, die Ausatmung zu verlangsamen und zu verlängern. Darüber hinaus ist die Bauchatemübung mit Lippenbremse auch bei Atemnot äußerst wirkungsvoll. Sie sollten sie daher in verschiedenen Körperstellungen (siehe Seite 46 ff.) jeden Tag bewusst üben – egal ob morgens im Bett, tagsüber im Büro oder abends vor dem Schlafengehen.

Das **vierte Programm** ab Seite 90 fördert Beweglichkeit und Mobilisation des Brustkorbs. Die ersten Übungen in diesem Kapitel eignen sich darüber hinaus auch als Einstieg für alle anderen Programme und Übungsphasen. Denn je beweglicher und elastischer der Brustkorb ist, desto leichter hat es der Atem, weil er weniger gegen starre Wände ankämpfen muss.

Im **fünften und sechsten Übungsprogramm** (siehe Seite 98 ff. und 108 ff.) geht es um die Faszien – vor allem diejenigen im Bereich des Brustkorbs, des Rückens und des Bauchs, aber auch die des Zwerchfells und der Zwischenrippenmuskeln, die im Alltag oft viel zu kurz kommen. Elastische Faszien und geschmeidiges Bindegewebe lassen den Atem freier fließen und helfen dabei, ein lösendes Gefühl für den Brustkorb zu entwickeln.

Das **siebte Übungsprogramm**, das auf Seite 118 beginnt, eignet sich gut für Phasen, in denen es Ihnen gut geht und Sie keine großen Beschwerden haben und diesen Zustand zu wahren. Sie beginnen das Programm mit kreislauf- und atemanregenden Übungen (Schwungübungen). Anschließend klopfen Sie Ihre Bronchien frei und dehnen Brustkorb und Flanken. Gerade die Dehnübungen sind sehr gute Atemübungen, da sie den Atem in jede Zelle leiten und das Gewebe und die Muskeln weicher und elastischer machen. Tipp: Dieses Programm eignet sich gut für Atemgruppen.

Das **achte Übungsprogramm** ab Seite 128 schließlich dreht sich vorwiegend um die Kräftigung der Rumpf- und Haltemuskeln. Dazu empfehle ich den Einsatz eines Gymnastikbandes, ein ideales Kleingerät für zu Hause, das auch das Dehnen effektiv unterstützt. Sie können das elastische Band fast überall einsetzen, egal ob Sie im Stehen oder im Sitzen üben.

Für alle, die Ihrem Körper gern zwischendurch etwas Gutes tun wollen, habe ich ein **effektives Kombiprogramm** entwickelt, das sich aus Übungen der acht Programme zusammensetzt und so viele verschiedene Bereiche abdeckt. Sie finden es auf Seite 138 ff.

Erstes Übungsprogramm

„Richtig" atmen ist elementar, auch für Menschen, die nicht von COPD oder Asthma betroffen sind: Durch die tiefe Atmung werden zum Beispiel die Zellen optimal mit Sauerstoff versorgt, Blutdruck und Herzschlag werden verlangsamt, Stress verringert. Alle diese Effekte wirken natürlich für Lungenkranke in besonders hohem Maße lebensverbessernd. In den folgenden Übungen lernen Sie Ihr Zwerchfell als wichtigsten und „fleißigsten" Atemmuskel kennen und gönnen ihm die wohlverdiente Entspannung.

Wieder „richtig" atmen lernen

Bevor Sie mit den Atemübungsprogrammen beginnen, sollten Sie sich die Zwerchfellatmung (siehe Seite 26 f.) ins Gedächtnis rufen und sie am besten noch einmal üben. Sehr viele Menschen mit Atemwegserkrankungen haben diese „Bauchatmung" im Lauf der Zeit nämlich leider verlernt – genauso wie diejenigen unter uns, die häufig gestresst oder sehr angespannt sind. In Stresssituationen neigt der Mensch allgemein dazu, schnell und hoch zu atmen. Das ist an und für sich kein Problem, solange sich der „natürliche Atem" danach wieder einstellen würde. Aber viele Menschen stehen heutzutage körperlich oder seelisch ständig unter Spannung und haben sich dadurch unbewusst eine dauerhaft ungünstige Atemtechnik angewöhnt.

Menschen mit einer Atemwegserkrankung sind oft ebenfalls angespannt. In Atemnotsituationen versuchen sie krampfhaft, Luft mit den Atemhilfsmuskeln in die Lunge zu befördern, ziehen die Schultern hoch und atmen kaum aus. Deshalb ist für sie die allerwichtigste Übung, die Zwerchfellatmung überhaupt wieder zu erlernen. Nur sie lässt den Atem in die Tiefe fließen, sorgt für genügend Sauerstoff und reinigt den Körper effektiv von Abfallstoffen.

In den Basisübungen ab der nächsten Seite geht es dann hauptsächlich darum, das Zwerchfell als wichtigsten Atemmuskel zu lösen, zu mobilisieren und noch mehr bewusst zu machen.

Tipp: Am Anfang fällt es vielen leichter, die Bauchatmung in der entspannten Rückenlage wieder zu erlernen.

1 Atemwahrnehmung und Atementspannung

Im Sitzen oder Stehen ist eine lockere und tiefe Bauchatmung nur in aufrechter Haltung möglich: Der Rücken ist gerade, der Nacken lang. In einer krummen Haltung dagegen wird der Bauch zusammengepresst und die Arbeit des Zwerchfells behindert.

1. Setzen Sie sich aufrecht auf einen Stuhl, legen Sie Ihre Hände auf den Bauch und lassen Sie den Atem in Richtung Bauch und Beckenboden in die Tiefe fließen. Nehmen Sie bewusst wahr, wie sich die Bauchdecke hebt und senkt, wie sie sich beim Einatmen etwas weitet und beim Ausatmen sanft zurückschwingt. Atmen Sie so 30 bis 90 Sekunden oder länger.

Tipp: **Möglicherweise spüren Sie die Bauchbewegung am Anfang gar nicht, weil Sie im Laufe der Jahre verlernt haben, in die Tiefe zu atmen. In diesem Fall sollten Sie diese Übung täglich praktizieren. Sie können die Bauchatmung außerdem zunächst im Liegen üben, in dieser Position fällt sie vielen Menschen leichter.**

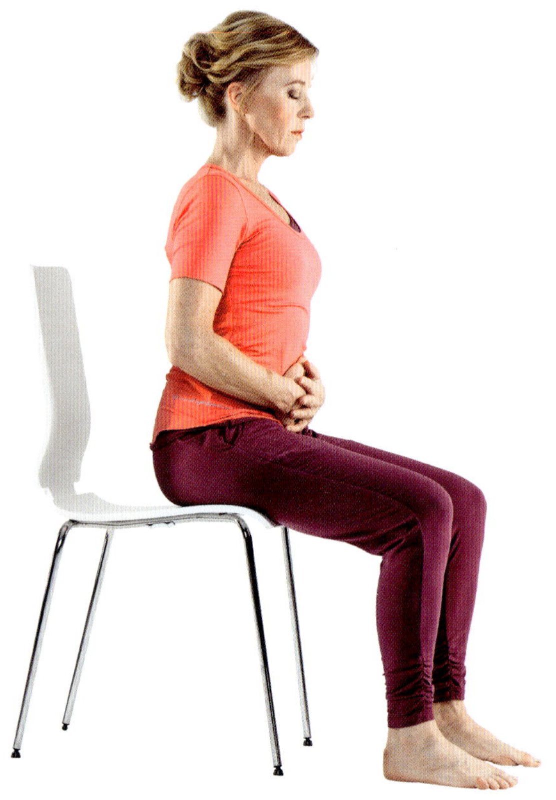

Bauchatmung und Entspannung

Die Bauchatmung wird auch als der „Schlüssel zur Entspannung" bezeichnet, weil das Gehirn die tiefe und langsame Atmung mit Ruhe, Sicherheit und innerer Ordnung assoziiert. Damit das vegetative Nervensystem zur Ruhe kommt, rate ich Ihnen, jedes Übungsprogramm mit einer kleinen Atementspannung abzuschließen. Diese eignet sich außerdem gut, um zwischendurch Ruhe zu finden und Kraft zu tanken.

+ Setzen Sie sich aufrecht auf das vordere Drittel eines Stuhls oder auf einem Stuhl mit Lehne ganz nach hinten und lehnen Sie sich an. Der Rücken bleibt gerade. Legen Sie beide Hände mit den Handrücken nach unten entspannt auf den Oberschenkeln ab und lassen Sie auch die Schultern nach unten sinken, ohne dass sie nach vorne rutschen. Auch das Gesicht mit seinen vielen kleinen Muskeln ist entspannt. Das Kinn dürfen Sie ein wenig senken, und wenn Sie wollen, schließen Sie die Augen.
+ Konzentrieren Sie sich nur auf den ein- und ausströmenden Atem und die Bewegung Ihrer Bauchdecke. Der Atem kommt und geht, und Sie beobachten ihn mit Ihrem „inneren Auge" und fühlen sich wohl, gelöst und zufrieden.

2 Zwerchfell abklopfen, erwecken und lösen

1. Legen Sie sich auf den Rücken oder setzen Sie sich aufrecht auf einen Stuhl. Klopfen Sie mit fast flachen Fingern und leicht gehöhlten Händen den vorderen Bereich der unteren Rippen ab. Stellen Sie sich vor, dass hier das Zwerchfell liegt und Sie es durch das Klopfen erwecken.
2. Anschließend klopfen Sie mit den Daumen- oder Handballen etwa in gleicher Höhe die seitlichen Rippen und Flanken ab.
3. Danach klopfen Sie mit den Handrücken den hinteren unteren Rücken ab. Die hinteren Schenkel des Zwerchfells reichen sogar tiefer hinab als dessen vorderer Teil.
4. Atmen Sie, während Sie klopfen, durch die Nase ein und mit der Lippenbremse langsam und lange aus.
5. Klopfen Sie vorne, seitlich und hinten jeweils 20 bis 30 Sekunden oder länger. Stellen Sie sich dabei das Zwerchfell vor, das sich quer durch die Mitte des Körpers zieht und Brust- und Bauchraum voneinander trennt.

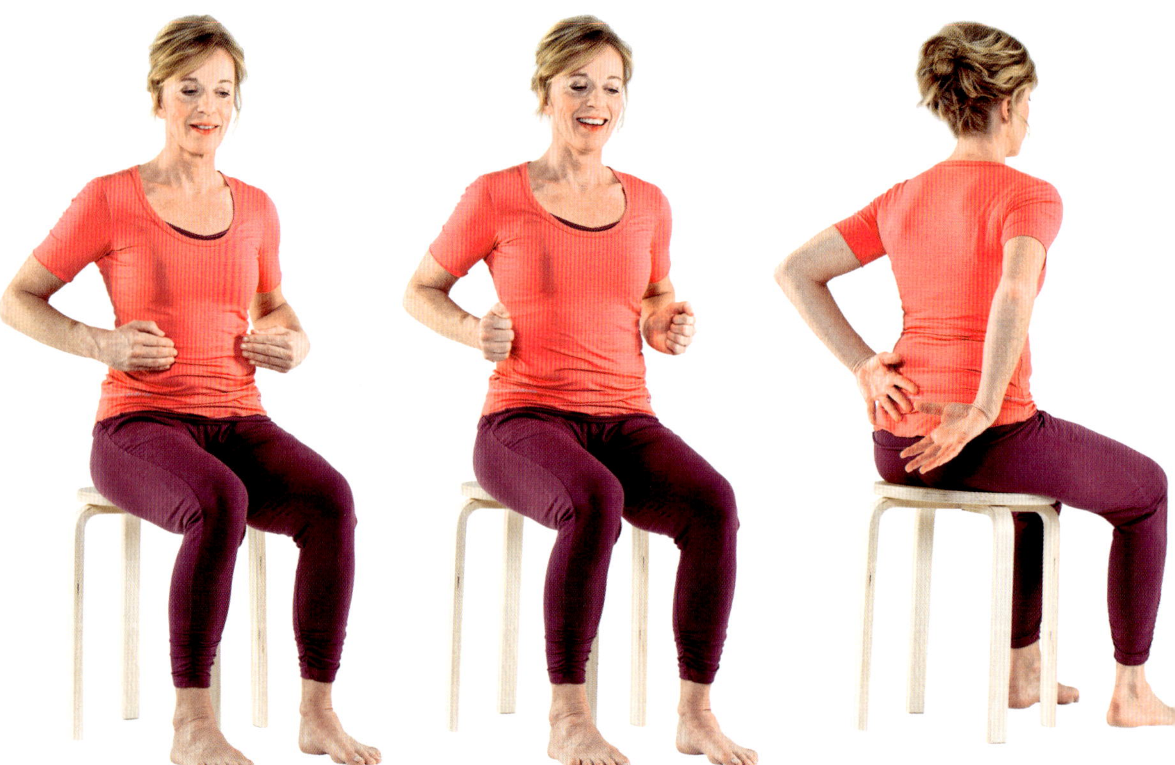

3 Zwerchfell erfühlen, aktivieren und lockern

1. Legen Sie sich auf den Rücken oder setzen Sie sich aufrecht auf einen Stuhl.
2. Legen Sie die Fingerkuppen ohne die Daumen an die unteren Rippen unterhalb des Rippenbogens, sodass sich die Zeigefinger weiter oben und die kleinen Finger weiter unten befinden. An dieser Stelle liegt der Ursprung des Zwerchfells.
3. Atmen Sie nun gegen die Finger ein und spüren Sie, wie diese regelrecht „weggeatmet" werden. Wenn Sie dabei mit den Fingern etwas Druck ausüben, können Sie die Bewegung des Zwerchfells besser spüren.
4. Lassen Sie die Luft anschließend langsam durch die locker aufeinander liegenden Lippen wieder ausströmen.
5. Wiederholen Sie dies 2- bis 3-mal. Achten Sie dabei darauf, dass Sie die Schultern nicht nach oben ziehen.
6. Wandern Sie dann mit den Fingern ein Stück tiefer und wiederholen die Übung. Danach gehen Sie noch ein Stück tiefer, dann noch ein Stück usw.

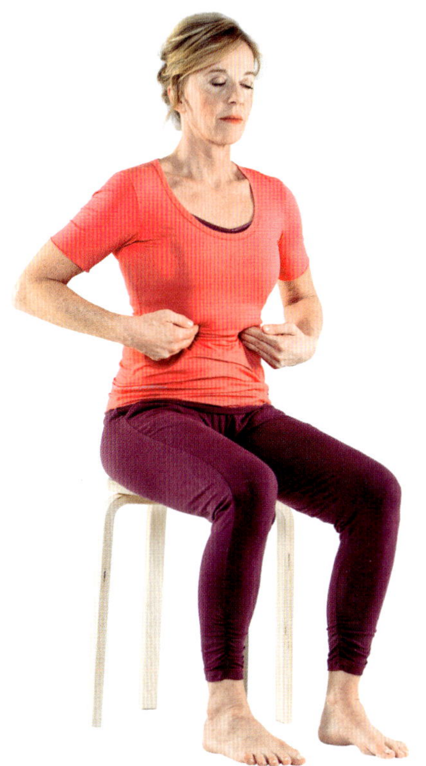

4 Zwerchfell aktivieren und von Spannungen lösen

1. Setzen Sie sich aufrecht auf einen Stuhl und legen Sie Ihre Finger wie bei Übung 2 im Bereich des Brustbeins unter die Rippen.
2. Atmen Sie durch die Nase ein und führen Sie dann mit den Fingern pumpende Bewegungen nach innen gegen das Zwerchfell aus.
3. Atmen Sie, solange Sie können, durch den Mund weich aus (Lippenbremse). Die Atmung wird sich hierbei den pumpenden Bewegungen Ihrer Finger angleichen. Diese lösen Spannungen im Zwerchfellmuskel und unterstützen zudem die Ausatmung.
4. Wiederholen Sie die Übung 2- bis 4-mal und spüren Sie zwischendurch immer wieder nach.
5. Wandern Sie dann Stück für Stück an den Rippen entlang nach unten und nach außen.
6. Am Ende der Übung dürfen Sie ebenfalls noch einmal gelöst nachspüren. Sicher fühlt sich die Atmung jetzt anders an als zu Anfang.

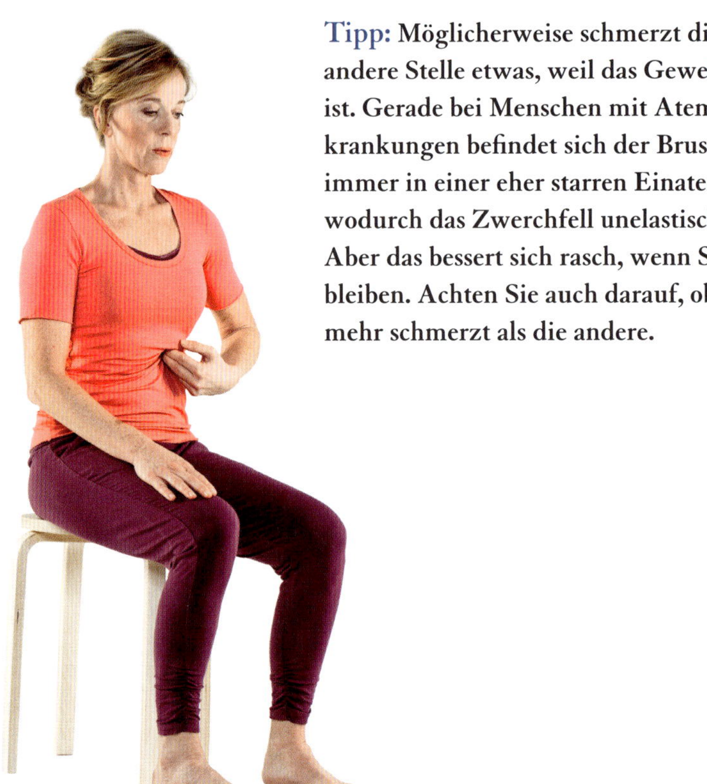

Tipp: **Möglicherweise schmerzt die eine oder andere Stelle etwas, weil das Gewebe verklebt ist. Gerade bei Menschen mit Atemwegserkrankungen befindet sich der Brustkorb fast immer in einer eher starren Einatemstellung, wodurch das Zwerchfell unelastisch wird. Aber das bessert sich rasch, wenn Sie am Ball bleiben. Achten Sie auch darauf, ob eine Seite mehr schmerzt als die andere.**

5 Zwerchfell und äußere Zwischenrippenmuskeln wahrnehmen

1. Setzen Sie sich aufrecht hin und haken Sie die Finger ziemlich weit außen in die unteren Rippen ein.
2. Atmen Sie einmal durch die Nase ein und durch die weich geöffneten Lippen langsam aus.
3. Atmen Sie erneut ein und folgen Sie in Gedanken dem Fluss des Atems. Können Sie spüren, wie die Rippen sich beim Einatmen zur Seite weiten und leicht anheben und wie sie sich beim Ausatmen wieder senken und zueinander gleiten?
4. Legen Sie nun in gleicher Höhe beide Hände wie Spangen an die Außenseiten der unteren Rippen. Die Daumen zeigen nach hinten, die anderen Finger nach vorne, die Handflächen nach unten. Spüren Sie so wieder Ihrem Atem nach: Können Sie wahrnehmen, wie die Rippen sich beim Einatmen weiten und beim Ausatmen wieder zurückschwingen?

Tipp: **Geben Sie der Ausatmung genügend Zeit. Um sie zu unterstützen, drücken Sie mit den Händen beim Ausatmen sanft pulsierend gegen die Rippen.**

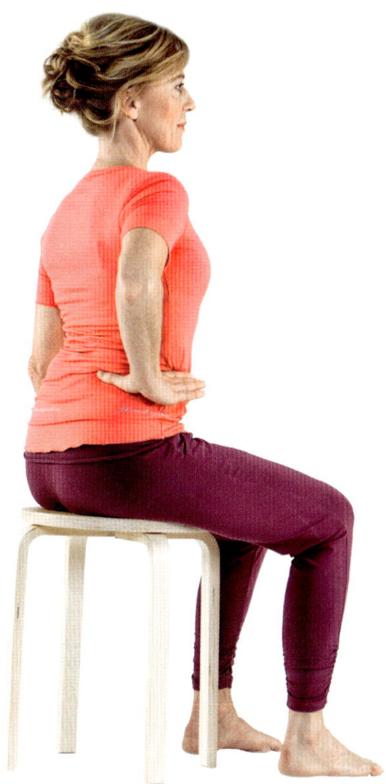

6 Schnuppernd einatmen, gelöst ausatmen

Diese Übung aktiviert das Zwerchfell besonders effektiv.

1. Legen Sie sich auf eine Decke, stellen Sie die Beine auf und legen Sie, wenn Sie möchten, ein oder zwei Kissen unter Ihren Kopf. Legen Sie dann beide Hände im Bereich des Zwerchfells auf den oberen Bauch.
2. Stellen Sie sich vor, Sie würden an einer weit aufgeblühten Rose oder einem Stück duftender Seife schnuppern oder wie ein Hund an einem interessanten Gegenstand schnüffeln.
3. Atmen Sie schnuppernd durch die Nase ein und erspüren Sie dabei die Bewegung des Zwerchfells unter Ihren Händen. Mit jedem Mal werden Sie das Zwerchfell besser wahrnehmen, weil es durch diese Übung aktiviert und gekräftigt wird.
4. Nehmen Sie sich nach jeder schnuppernden Einatmung genügend Zeit für die gelöste Ausatmung und schnuppern Sie dann erneut.

Tipp: **Nach einigen Malen können Sie diese Übung statt im Liegen auch im Sitzen ausführen. So eignet sie sich gut für zwischendurch: Wenn Sie wieder einmal das Gefühl haben, dass Ihr Atem nur hoch und oberflächlich ist, schnuppern Sie einfach los.**

7 Ein Nasenloch zuhalten

Nasenatemübungen wie diese aktivieren das Zwerchfell besonders gut, weil dabei eine Nasenenge hergestellt wird (Nasenstenose), die zu einer verstärkten Anspannung des Zwerchfells führt und zudem die Bronchien öffnet.

1. Sie liegen auf dem Rücken oder sitzen aufrecht auf einem Stuhl.
2. Legen Sie den Daumen der rechten Hand locker an das rechte Nasenloch und den Mittelfinger derselben Hand an das linke Nasenloch. Die linke Hand legen Sie auf Ihren Bauch, um die Bewegung dort zu erspüren.
3. Atmen Sie durch die Nase ein.
4. Drücken Sie dann mit dem Daumen das rechte Nasenloch zu und atmen Sie langsam durch das linke Nasenloch aus.

5. Beim nächsten Einatmen halten Sie mit dem rechten Mittelfinger das linke Nasenloch zu, lösen den Daumen und atmen durch das rechte Nasenloch ein.
6. Wiederholen Sie dies 3- bis 4-mal.
7. Spüren Sie danach ganz entspannt nach. Konnten Sie während der Übung die Zwerchfell- und Bauchbewegung wahrnehmen? Wie fühlen Sie sich jetzt? Fühlen sich die Atemwege freier an?
8. Wiederholen Sie dann die Übung gegengleich: Atmen Sie also erst durch das rechte Nasenloch aus, dann durch das linke ein usw.

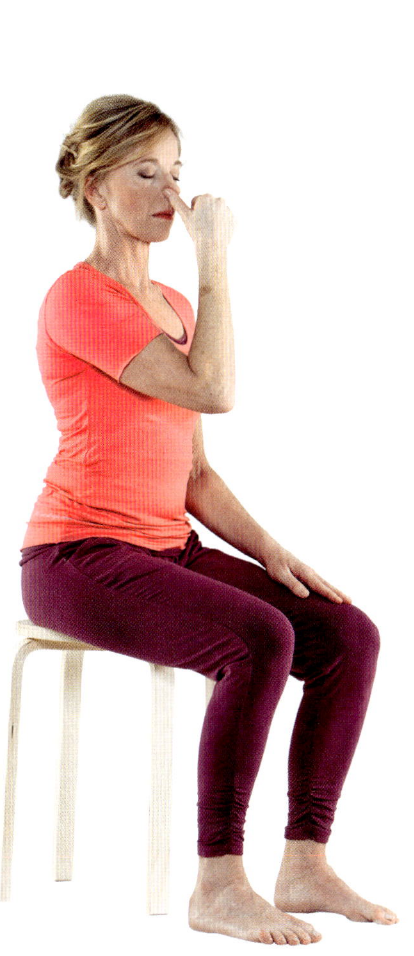

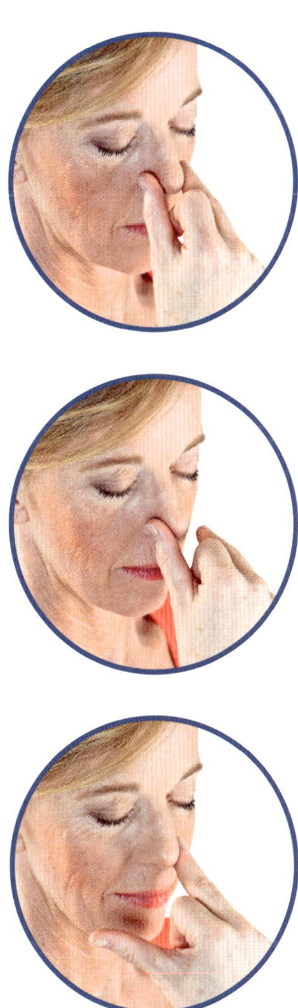

8 Zwerchfell und Zwischenrippenmuskeln spüren, mobilisieren und kräftigen

1. Setzen Sie sich aufrecht auf einen Stuhl und legen Sie beide Hände übereinander an die rechte Rippenseite, üben Sie leichten Druck aus und lassen Sie den Atem kommen und gehen.
2. Beobachten Sie nach einigen Atemzügen, ob Sie unter Ihren Händen Atembewegung erspüren können. Weiten sich die Rippen beim Einatmen gegen Ihre Hände und schwingen sie beim Ausatmen wieder zurück?
3. Legen Sie nun die Hände entspannt in den Schoß und spüren Sie nach: Nehmen Sie in der rechten Rumpfseite mehr Atembewegung wahr als in der linken?
4. Wiederholen Sie die Übung an der linken Rippenseite und spüren Sie erneut nach. Spüren Sie noch immer eine größere Atembewegung auf einer Seite oder haben Sie das Gefühl, dass beide Seiten gleich beatmet werden?

Tipp: **Unterstützen Sie Ihre Ausatmung, indem Sie pumpende Bewegungen auf der Stelle unterhalb der Rippen ausführen. Lassen Sie dabei die Luft über die Lippenbremse weich entweichen.**

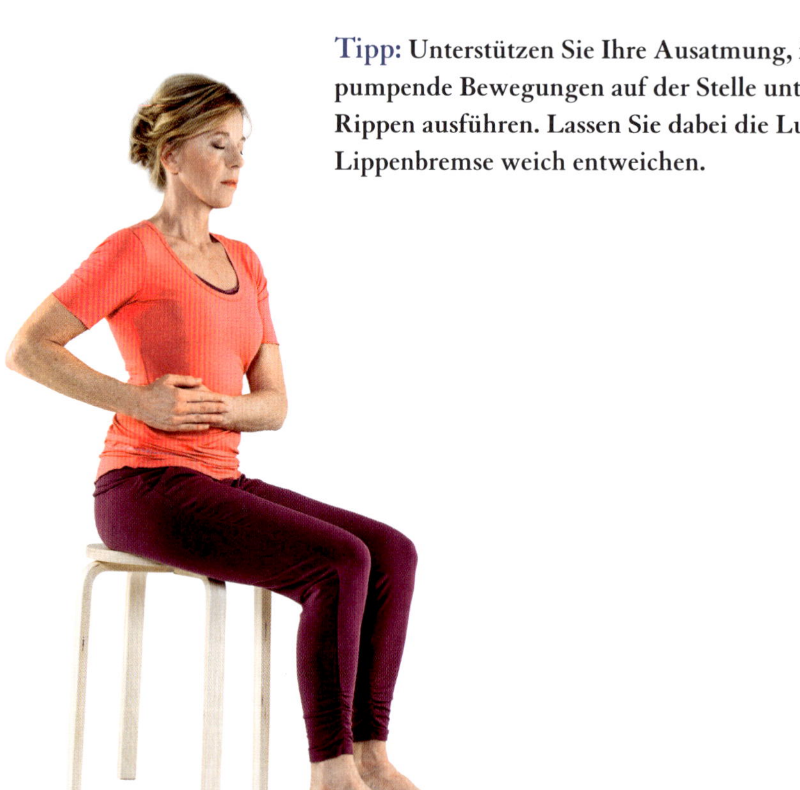

9 Zwerchfell massieren

Das Zwerchfell liebt es, wenn man es auf alle Arten beklopft, massiert und so löst und mobilisiert. Denn es kann dann seine Aufgabe als wichtigster Atemmuskel viel besser erfüllen. Diese Übungen können Sie im Stehen, Liegen oder Sitzen ausführen. Ich beschreibe sie im Sitzen.

1. Setzen Sie sich aufrecht auf einen Stuhl oder stellen Sie sich hin. Legen Sie die Handkanten (Kleinfingerseite) beider Hände rechts und links unterhalb der Rippen auf das Zwerchfell.
2. Beklopfen Sie diesen Bereich zuerst locker mit den Handkanten: Beginnen Sie außen und klopfen Sie in Richtung Bauchmitte. dann wieder zurück.
3. Klopfen Sie 20 bis 30 Sekunden weiter so und lassen Sie den Atem dabei natürlich fließen.
4. Anschließend massieren Sie den Bereich, indem Sie die Handkanten beider Hände wieder 20 bis 30 Sekunden schnell hin und her schieben.

Tipp: **Wenn es Ihnen lieber ist, können Sie die Übung zuerst nur mit einer Hand ausführen, danach mit der anderen.**

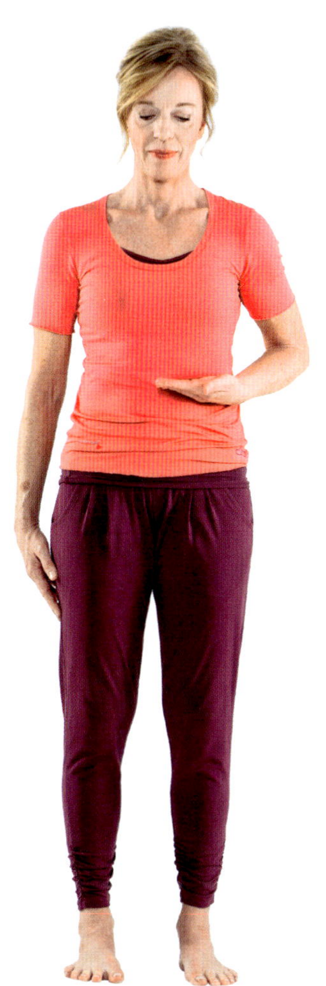

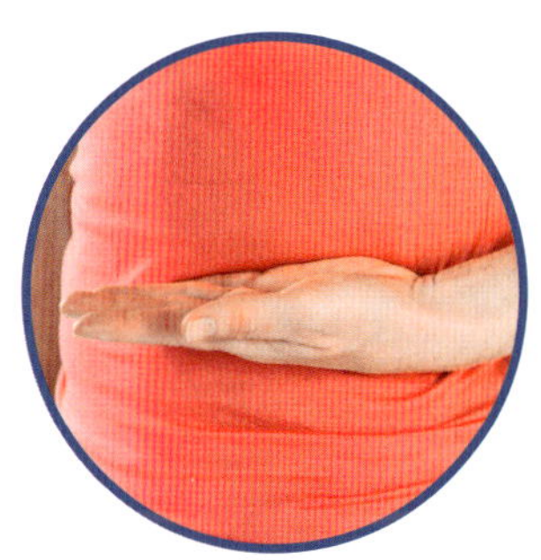

Zweites Übungsprogramm

Atem ist nicht gleich Atem: Sie können hoch, also in den Brustkorb atmen, in die Flanken oder sehr tief, in den „Bauch" (wobei wir nie in den Bauch atmen, immer in die Lunge). In den folgenden Atemübungen lernen Sie diese verschiedenen Atemräume des Körpers kennen. Wenn Ihnen die Wahrnehmung der verschiedenen Körperpartien schwierig erscheint, keine Sorge, mit der Zeit und etwas Übung werden Sie sich zurechtfinden. Ein Tipp: Üben Sie im Liegen, so sind die Atemräume manchmal leichter zu erspüren (wie zum Beispiel in Übung 1).

Den Atem wahrnehmen

Ohne die bewusste Atemwahrnehmung können wir wenig erreichen, erst mit ihrer Hilfe kann Änderung geschehen, können Atemfehler erkannt und verbessert und das vegetative Nervensystem beeinflusst werden. Wir atmen dann auch ökonomischer und verbrauchen weniger Energie. Nicht zuletzt werden wichtige Heilungsprozesse im Körper angestoßen.

Mithilfe der Atemwahrnehmung können Sie den Atem bei Bedarf in eine „bessere Richtung" lenken, beispielweise in die Tiefe, in den Rücken oder in die Flanken. Das ist wichtig für die späteren Übungen. Wer in Ruhe gelernt hat, den Atem bewusst wahrzunehmen, kann ihn bei Beschwerden oder im Notfall besser steuern. Natürlich trifft dies auf die von Asthma oder COPD Betroffenen in besonderem Maße zu.

Zum Üben brauchen Sie lediglich ein Handtuch, das Sie der Länge nach zusammenrollen. Ersatzweise könne Sie auch einen Schal, ein Gymnastikband oder ein Seil verwenden.

Tipp: Den Atem wahrzunehmen ist ein wichtiger Teil aller Atemübungen. Ich empfehle daher, auch alle anderen Atemprogramme in diesem Buch mit einer der Übungen der folgenden Seiten zu starten, um sich einzustimmen.

1 Atemwahrnehmung: Bauchatmung

Wenn Sie unter Atemproblemen leiden, empfehle ich Ihnen diese Übung. Planen Sie zwischendurch so oft wie möglich ein paar Minuten für eine bewusste Atempause ein und lassen Sie sich vor allem für die Ausatmung genügend Zeit.

1. Setzen Sie sich aufrecht auf einen Stuhl und legen Sie ein fest zusammengerolltes Handtuch über den Unterbauch. Fassen Sie es rechts und links und spannen Sie es.
2. Atmen Sie nun durch die Nase zum Handtuch hin ein, als wollten Sie es wegatmen. Bewegt es sich mit dem Bauch nach vorne?
3. Nun atmen Sie langsam durch die Lippenbremse aus und ziehen das Handtuch dabei gegen den Bauch. So unterstützen Sie die Ausatmung effektiv.
4. Das Ganze 4- bis 6-mal wiederholen.

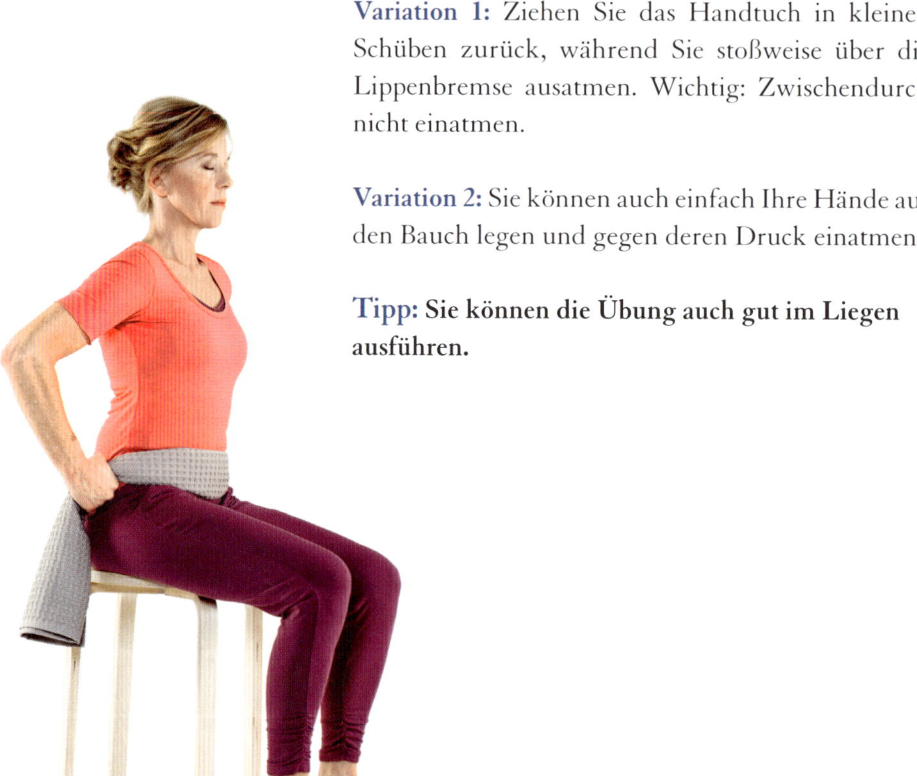

Variation 1: Ziehen Sie das Handtuch in kleinen Schüben zurück, während Sie stoßweise über die Lippenbremse ausatmen. Wichtig: Zwischendurch nicht einatmen.

Variation 2: Sie können auch einfach Ihre Hände auf den Bauch legen und gegen deren Druck einatmen.

Tipp: Sie können die Übung auch gut im Liegen ausführen.

2 Atemwahrnehmung: Lendenatmung

Im Lendenbereich lässt sich das Zwerchfell besonders gut wahrnehmen und aktivieren.

1. Setzen Sie sich aufrecht auf einen Stuhl und legen Sie ein zusammengerolltes Handtuch um den unteren Rücken. Überkreuzen Sie die Enden vor dem Bauch und halten Sie sie fest.
2. Spannen Sie das Handtuch, konzentrieren Sie sich auf den unteren Rücken und atmen Sie zum Handtuch hin ein. Erspüren Sie, wie der Rücken weit wird.
3. Beim Ausatmen ziehen Sie das Handtuch gegen den Rücken nach vorne. Bleiben Sie dabei aufrecht sitzen.
4. Wiederholen Sie die Übung 4 bis 6 Atemzüge lang und lassen Sie dabei den Atem jedes Mal langsam durch die weich geöffneten Lippen herausströmen.

Tipp: **Diese Übung hat sich auch bei Rückenschmerzen gut bewährt.**

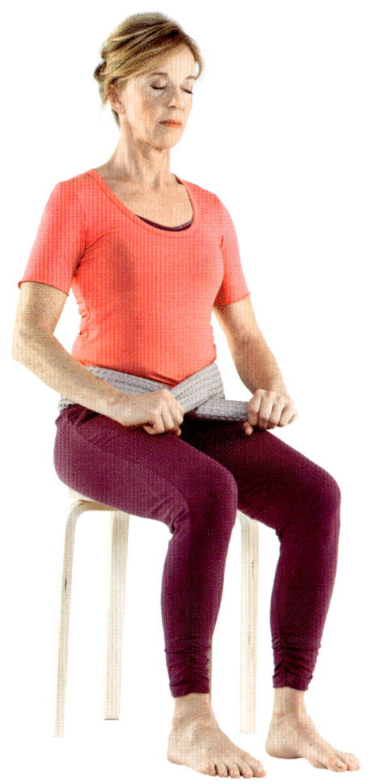

3 Atemwahrnehmung: untere Flankenatmung

1. Setzen Sie sich aufrecht auf einen Stuhl, legen Sie das Handtuch etwas höher als bei der vorangegangenen Übung um den unteren Rücken und seitlich um die unteren Rippen und überkreuzen Sie es vorne.
2. Konzentrieren Sie sich auf den unteren seitlichen Flankenbereich und atmen Sie bewusst dorthin ein. Spüren Sie, wie die Seiten beim Einatmen weit werden?
3. Atmen Sie langsam aus und nehmen Sie wahr, wie die Rumpfseiten wieder enger werden. Wenn Sie wollen, unterstützen Sie die Ausatmung, indem Sie das Tuch noch mehr zusammenziehen. Dadurch vertieft sich die Ausatmung nochmals.
4. Wiederholen Sie die Übung für 4 bis 6 Atemzüge.

4 Atemwahrnehmung: obere Flankenatmung

1. Bleiben Sie aufrecht sitzen, legen Sie das zusammengerollte Handtuch unter den Achseln hindurch um den oberen Rücken, überkreuzen Sie es vorne und ziehen Sie es fest.
2. Atmen Sie gegen das Handtuch in Ihre Rumpfseiten ein. Können Sie beim Einatmen die Ausdehnung unter den Achseln spüren?
3. Atmen Sie langsam aus und ziehen Sie dabei die Handtuchenden zusammen, um die Ausatmung zu unterstützen.
4. Wiederholen Sie die Übung 4 bis 6 Atemzüge lang.

5 Atemwahrnehmung: seitliche Flankenatmung im Liegen

Für diese Übung benötigen Sie kein Handtuch.

1. Legen Sie sich bequem auf die rechte Seite, der Kopf ruht auf dem Unterarm. Wenn Sie wollen, können Sie auch noch ein Kissen unterlegen. Die Beine sind bequem angewinkelt.
2. Legen Sie die linke Hand auf die unteren Rippen der linken Seite und spüren Sie dem Atem unter Ihrer Hand für 1 bis 3 Minuten nach: Nehmen Sie bewusst wahr, wie der Atem sich vertieft, und lassen Sie ihn jedes Mal gelöst ausströmen.
3. Nach einer Weile legen Sie die Hand etwas höher auf die Rippen und spüren auch dort wieder nach.
4. Drehen Sie sich auf den Rücken und spüren Sie der gesamten Übung nach. Vergleichen Sie auch beide Rumpfseiten miteinander.
5. Anschließend drehen Sie sich auf die linke Seite und wiederholen die Übung auf dieser Seite.

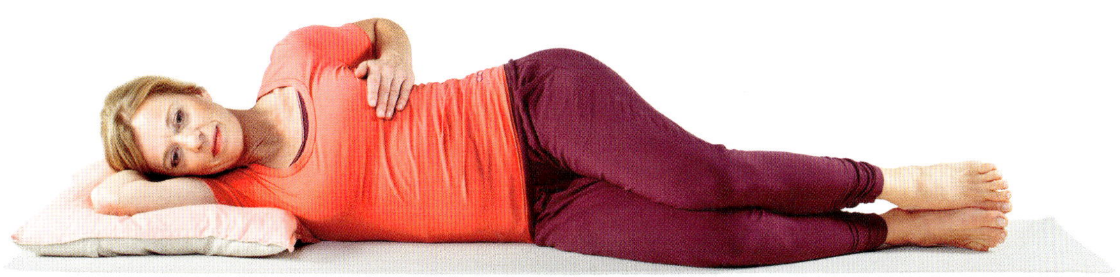

Drittes Übungsprogramm

Die Ausatmung hat nicht nur die physiologische Funktion, die verbrauchte Luft und somit das Kohlendioxid aus der Lunge zu transportieren, sondern mit der Ausatmung verlangsamt sich der Puls und der Blutdruck sinkt. Mit der Verlängerung der Ausatmung tritt im Nervensystem also Beruhigung ein – für Betroffene eine Erleichterung im doppelten Sinne: Durch die folgenden Übungen wird nicht nur die erschwerte Ausatmung wieder verlängert, sondern auch die so wichtige Entspannung herbeigeführt.

Den Atem unterstützen

Bei allen Atemwegserkrankungen fällt die Ausatmung schwerer als normalerweise. Das Ziel der folgenden Atemübungen ist es daher, (wieder) ein Gefühl für die lange Ausatmung zu bekommen, diese zu erleichtern und in sinnvoller Weise zu unterstützen.

Die meisten von Ihnen werden erstaunt sein, wie lange sie überhaupt ausatmen können und wie viel (Rest-)Luft sich in der Lunge befindet. Kein Wunder: Schon Menschen ohne Atemwegserkrankung haben verlernt, richtig auszuatmen. Im heutigen (Arbeits-)Leben wird die potenzielle Lungenkapazität einfach nicht mehr gebraucht. Während der Steinzeitmensch seine Lungenkapazität oft ausnutzen musste, können wir heute mit einem kleinen Teil des Atemorgans auskommen. Für die vielen bewegungsarmen Berufe und Freizeitaktivitäten reicht ein kleines Lungenvolumen völlig aus, dadurch kommen viele Lungenbläschen gar nicht zum Einsatz und verkümmern.

Bei Menschen mit verengten oder verkrampften Bronchien kommt noch hinzu, dass eine zu große Menge verbrauchter Luft in den Lungenbläschen zurückbleibt und so weniger frischer Sauerstoff nachströmen kann.

Mit den Übungen auf den folgenden Seiten lernen Sie, diese verbrauchte Luft besser auszuatmen und dadurch die Lunge und jede Körperzelle mit mehr frischem Sauerstoff zu versorgen. Dadurch werden die Lunge und die Atemmuskeln entlastet und erfrischt und mehr noch: Der Zellstoffwechsel wird angeregt, die inneren Organe werden massiert und das Nervensystem, wie bereits erwähnt, entlastet.

Wichtig: Atmen Sie nicht mit Druck aus, sondern langsam und gelöst.

1 Schüttelatmung für Lockerung und Entspannung

Diese wunderbare Übung eignet sich sehr gut, um zwischendurch kurz abzuschalten, Anspannung, Ängste und Ärger loszulassen oder verkrampfte Muskeln und den Atem zu lösen. Sie lockert den ganzen Körper, regt den Atem an und vertieft die Ausatmung.

1. Sie stehen aufrecht und mit hüftbreit geöffneten Beinen, die Arme hängen seitlich schwer nach unten.
2. Atmen Sie durch die Nase ein, dann durch die Lippenbremse langsam weider aus. Während der Ausatmung schütteln Sie Ihren Körper durch, indem Sie soch nach vorne beugen und mit den Knien leicht auf und ab wippen. Lassen Sie auch die Schultern locker mitwippen.
3. Während der nächsten Einatmung können Sie kurz stehen bleiben oder einfach weiter wippen.
4. Machen Sie für 20 bis 60 Sekunden weiter so – oder länger.

Tipp: **Mit Musik fällt es leichter, sich auch mal ein paar Minuten durchzuschütteln – mit oder ohne Pausen zwischendurch. Allerdings gilt auch in diesem Fall: Üben Sie immer nur so lang, wie es Ihnen guttut und sich richtig anfühlt.**

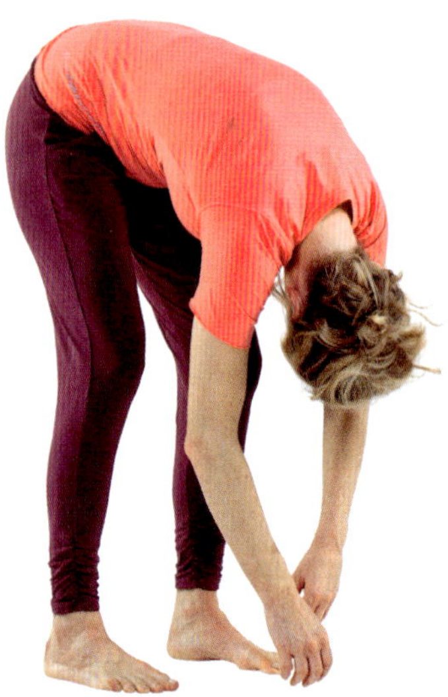

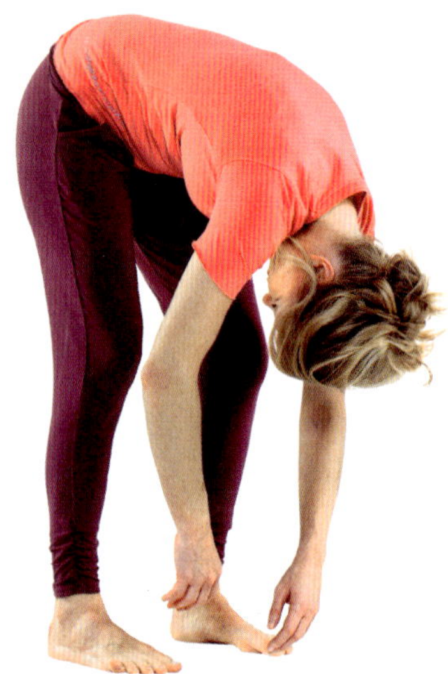

2 Schüttelatmung im Sitzen

Auch im Sitzen tut das Schütteln gut.

1. Setzen Sie sich auf die Vorderkante eines Stuhls, die Knie stehen hüftbreit auseinander, Oberkörper und Kopf hängen locker nach unten, damit die Nackenmuskeln entspannen können.
2. Beginnen Sie sich zu schütteln, indem Sie Ihre Schultern abwechselnd und im schnellen Rhythmus hochziehen und wieder fallen lassen. Atmen Sie dabei so lange über die Lippenbremse aus, wie es ohne Anstrengung möglich ist. Spüren Sie, wie die Bewegungen sogar die Bronchien erreichen?
3. Atmen Sie 20 bis 60 Sekunden auf diese Weise weiter – wenn Sie möchten auch länger.

Tipp: **Wenn es Ihnen zu anstrengend wird, können Sie zwischendurch kurz ausruhen, indem Sie die Ellbogen auf die Knie legen (siehe „Kutschersitz", Seite 49).**

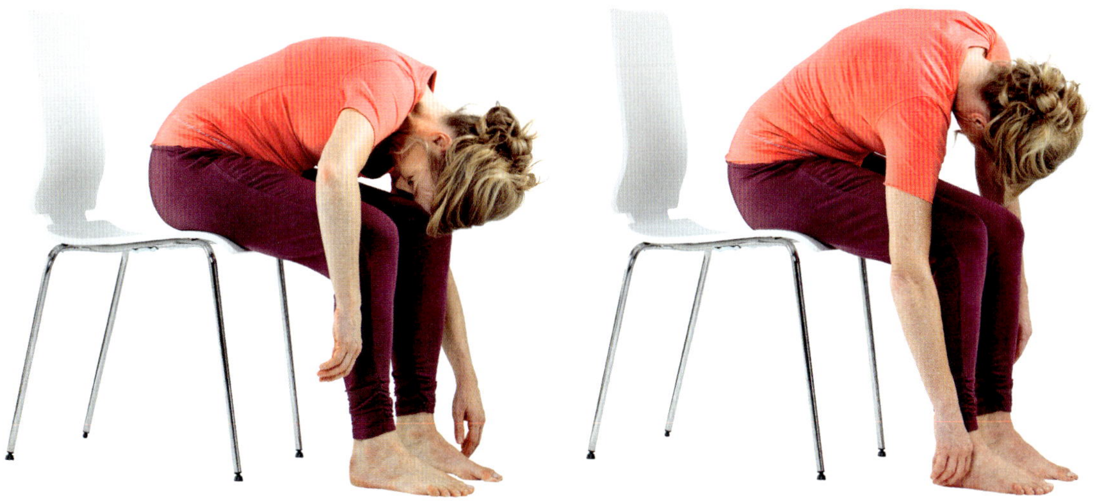

3 Stoßweises Ausatmen mit Armesenken

Diese Übung können Sie statt im Stehen auch gut im Sitzen machen.

1. Stellen Sie sich mit hüftbreit geöffneten Armen aufrecht auf den Boden.
2. Heben Sie beide Arme seitlich langsam weit nach oben und atmen Sie dabei durch die Nase ein. Die Handflächen zeigen nach oben.
3. Drehen Sie nun die Arme, sodass die Handflächen nach unten zeigen, und atmen Sie langsam stoßweise entweder durch die gespitzten Lippen oder auf „sch, sch, sch …" oder „puuuuuh …" durch den Mund aus. Dabei senken Sie die Arme mit jeder Ausatmung Stück für Stück nach unten.
4. Sind die Arme wieder seitlich neben dem Körper angekommen, schieben Sie die Fingerspitzen und Schultern noch einmal bewusst in Richtung Boden.
5. Wiederholen Sie dies 4- bis 6-mal und spüren Sie dann nach.

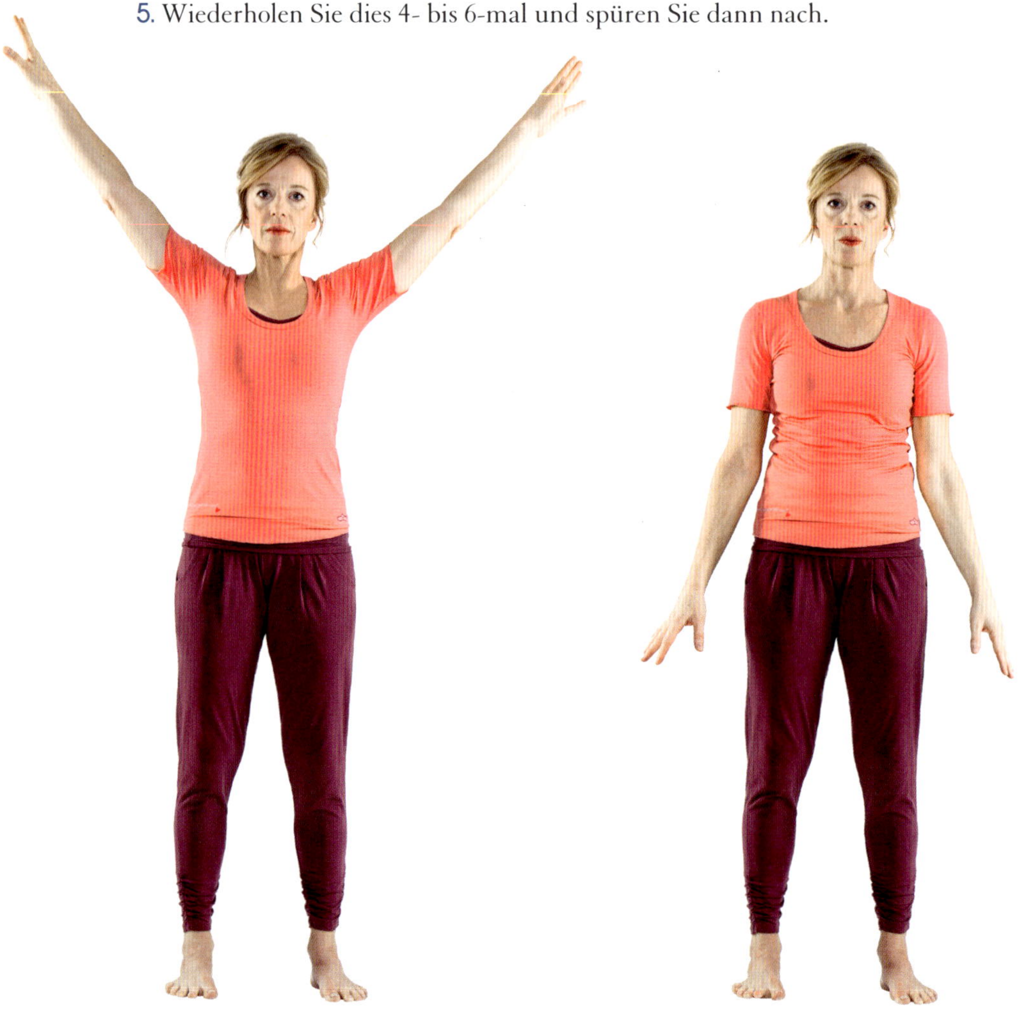

4 Ententanz

Kennen Sie noch den „Ententanz" aus den 80ern? Hier eine Atemübung, die mich daran erinnert ...

1. Setzen Sie sich aufrecht auf das vordere Drittel eines Stuhls, legen Sie beide Hände auf die Schultern und heben Sie die Ellbogen zur Seite an.
2. Lassen Sie den Atem durch die Nase einströmen.
3. Beim Ausatmen senken Sie die Ellbogen wieder und schlagen mit den „Flügeln" in lockeren Bewegungen seitlich gegen die Rippen. Lassen Sie den Atem dabei weich durch die Lippen ausströmen. Sie können auch auf „mmmm" oder mit tönenden Vokalen ausatmen.

Wichtig: Achten Sie darauf, dass Sie während der Ellbogenbewegungen nicht einatmen, sondern die Luft nur sanft und stoßweise ausströmt.

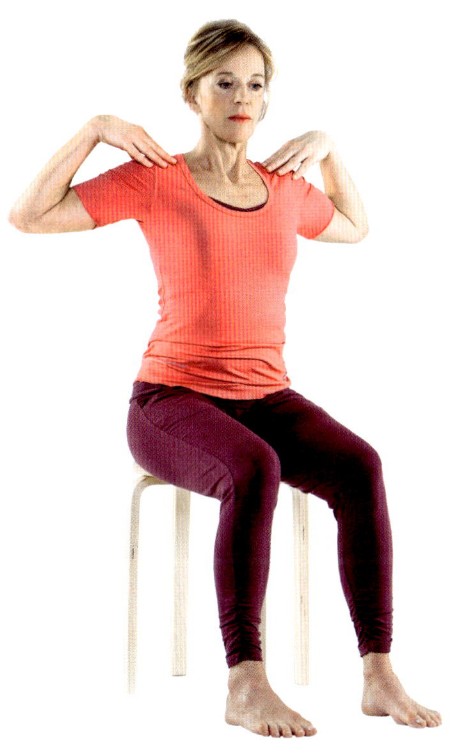

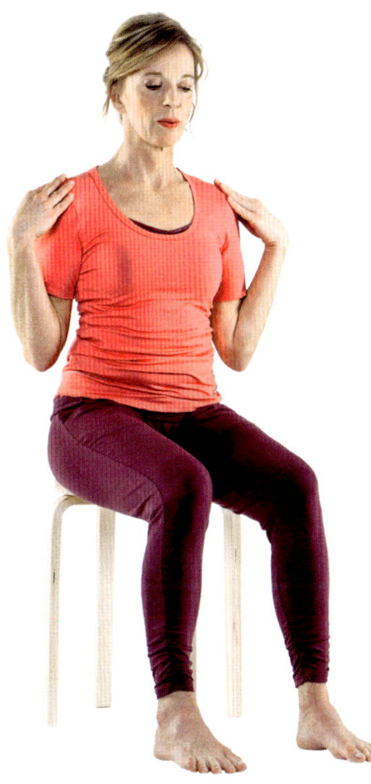

5 Unterstützung der Ausatmung

1. Setzen Sie sich aufrecht auf das vordere Drittel eines Stuhls und kreuzen Sie beide Arme vor dem Brustkorb. Wenn möglich, legen Sie die Fingerkuppen auf die gegengleichen Schultern. Atmen Sie durch die Nase ein.
2. Während des Ausatmens drücken Sie die Schultern mit den Fingern nach unten.
3. Lösen Sie die Hände von den Schultern und heben Sie beide Arme diagonal nach oben an. Dabei atmen Sie erneut durch die Nase ein.
4. Atmen Sie anschließend langsam durch die Lippenbremse aus und senken Sie die Arme wieder.
5. Am Schluss legen Sie die Hände wieder überkreuz auf die Schultern oder Schlüsselbeine und üben sanften Druck nach unten aus.
6. 4- bis 6-mal wiederholen.

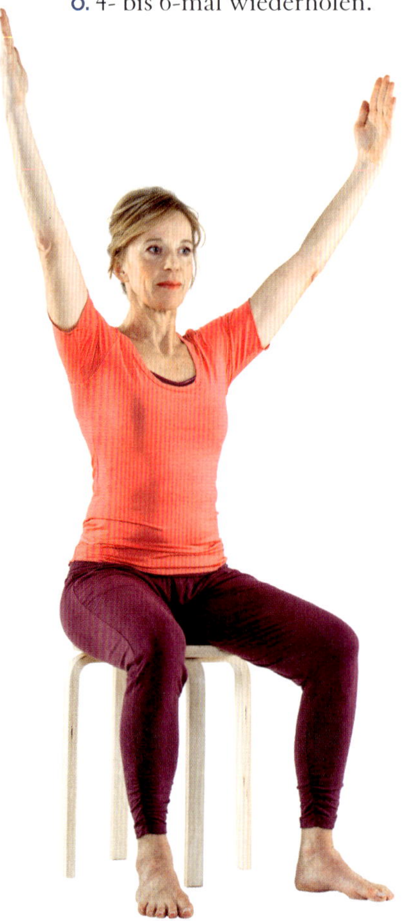

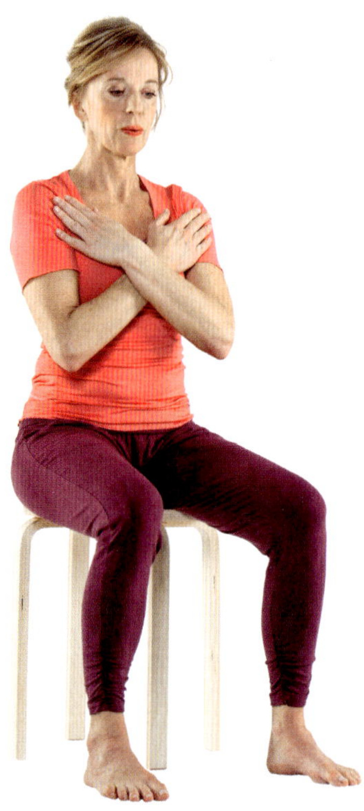

Variation 1: Sie unterstützen die Ausatmung zusätzlich, wenn Sie mit den Ellbogen in kleinen Bewegungen gegen den Brustkorb schlagen. Danach legen Sie die Hände entspannt auf den Oberschenkeln ab und spüren der Übung nach: Hat sich die Atembewegung vertieft? Hat sich die Ausatmung verlängert? Auch das 4- bis 6-mal wiederholen.

Variation 2: Drücken Sie beim Ausatmen die Arme gegen den Brustkorb und neigen Sie den Kopf nach unten.

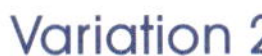

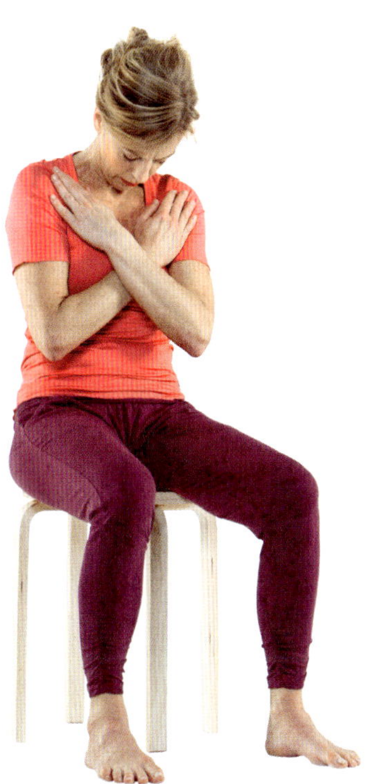

Viertes Übungsprogramm

Ein eindrückliches Bild für einen befreiten und beweglichen Brustkorb ist Leonardo Di Caprio als Jack im Monumentalfilm „Titanic", als er die Arme ausbreitet und über das weite Meer ruft: „Ich bin der König der Welt!" Stellen Sie sich eine Situation vor, in der Sie befreit und optimistisch in die Zukunft und zum Horizont blicken, und versuchen Sie, sich diese Haltung bei den Übungen und auch danach immer wieder vor Ihr geistiges Auge zu holen. Das Nervensystem wird die Emotion des Bildes und die Bewegungen mit der Zeit verknüpfen und Sie werden die folgenden Übungen im wahrsten Sinne des Wortes leichten Herzens in Angriff nehmen.

Beweglicher Brustkorb – freie Atmung

Menschen mit Atemproblemen wie COPD oder Asthma leiden fast immer unter einem starren Brustkorb: Die Muskeln sind verspannt und das Gewebe ist verklebt. Ein beweglicher, elastischer Brustkorb ist für die Lunge jedoch äußerst wichtig, weil sie sich nur so gut ausbreiten und wieder elastisch zusammenziehen kann. Wenn die Spannung der Muskeln im Brustkorbbereich dagegen zu groß ist, wird die normalerweise mühelose Atmung zu einer immensen Anstrengung. Deshalb sind Mobilisations-, Dehnungs- und Lösungsübungen für diesen Körperbereich wichtig und wertvoll.

Viele der Übungen in diesem Übungsprogramm können Sie unkompliziert in den Alltag integrieren und immer wieder mal zwischendurch ausführen – immer dann, wenn es Ihnen gerade passt. Warum nicht einmal sogar bei einem Spaziergang im Grünen?

Die Schwungübungen, die Sie auf den nächsten Seiten kennenlernen, eignen sich zudem generell als Einstieg in jedes Übungsprogramms. Sie regen den Atem an, bringen den Kreislauf in Schwung und wirken aufrichtend auf die Haltung. Und das sind die besten Voraussetzungen für ein effektives Atmen-Üben.

Tipp: **Bewegen Sie beim Spazierengehen Ihren Brustkorb spielerisch immer wieder einmal in alle möglichen Richtungen. In Kombination mit der frischen Luft wirkt das wahre Wunder.**

1 Walken auf der Stelle

Diese Übung regt den Atem an, bringt den Kreislauf in Schwung und richtet den Körper auf.

1. Stellen Sie sich aufrecht auf den Boden, eine zusammengelegte Decke oder ein Balance-Pad und winkeln Sie die Ellbogen an.
2. Gehen Sie nun auf der Stelle, indem Sie Knie und Ellenbogen gegengleich zueinander ziehen. Lassen Sie den Atem fließen – 10 bis 30 Sekunden oder länger.
3. Intensivieren Sie die Übung, indem Sie den Ellenbogen und Knie stärker schwingen und den Brustkorb entsprechend mitbewegen.

Variation: Heben Sie das Knie bei aufrechtem Oberkörper noch höher.

Als Atemübung: Atmen Sie beim Walken durch die Nase ein und durch die Lippenbremse aus.

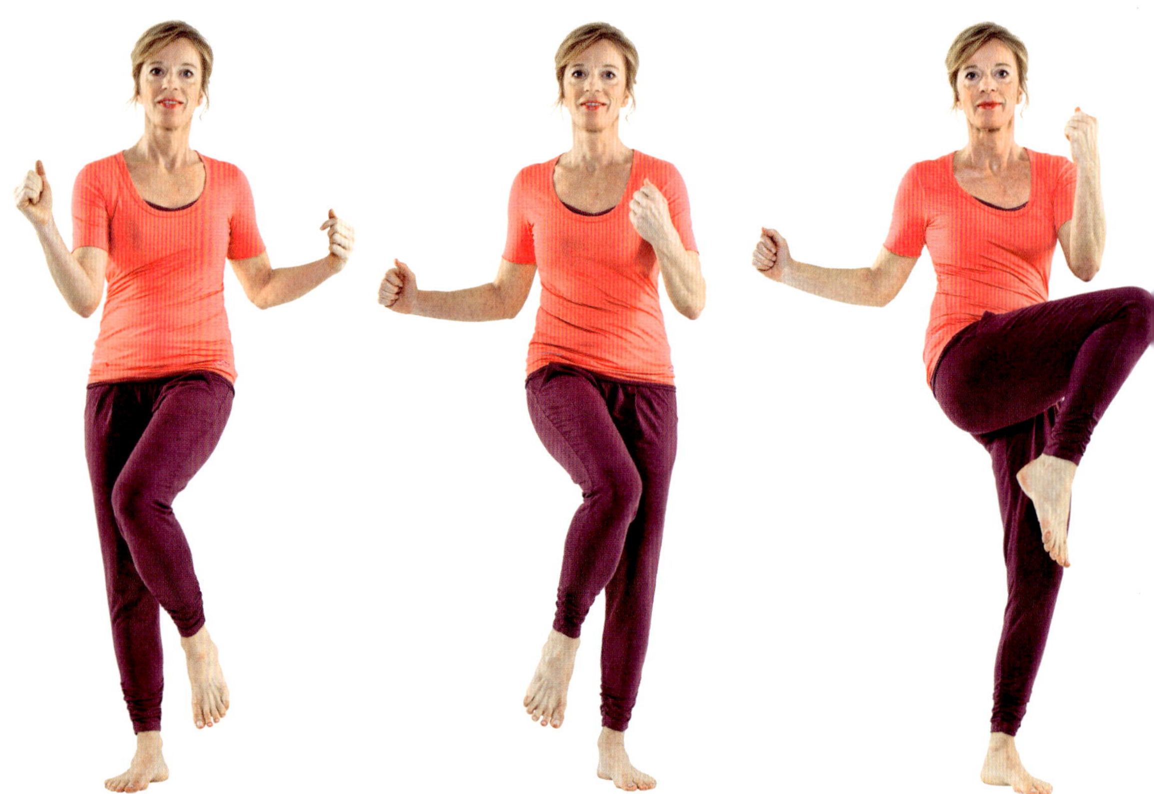

2 Arme schwingen

Haben Sie oft das Gefühl, Ihr Brustkorb ist starr und steif? Dann planen Sie für zwischendurch so häufig wie möglich diese Übung ein: im Büro, beim Kochen, im Haushalt, beim Spaziergang …

1. Stellen Sie sich aufrecht auf den Boden, eine zusammengelegte Decke oder ein Balance-Pad und drehen Sie Ihren Oberkörper erst einmal 20 bis 40 Sekunden abwechselnd nach rechts und links. Lassen Sie dabei die Arme locker um den Körper fliegen und den Atem natürlich mitfließen.
2. Um den Fokus stärker auf die Atmung zu legen, atmen Sie nun im aufrechten Stand durch die Nase ein, dann schwingen Sie die Arme und atmen dabei sanft durch die Lippenbremse aus – so lange, wie es Ihnen mühelos möglich ist. Wie oft gelingt es Ihnen? Auf jeder Seite 2-mal? Oder vielleicht öfter?
3. Wiederholen Sie die Übung 4- bis 6-mal und spüren Sie dann nach. Hat sich Ihr Atem vertieft? Ist Ihr Brustkorb beweglicher geworden?

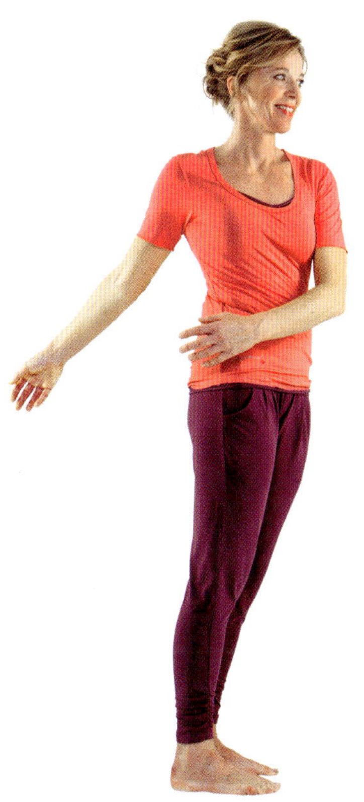

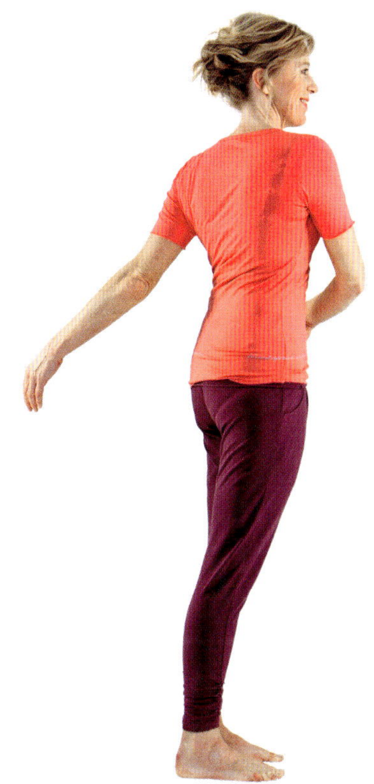

3 Dehnung für den Brustkorb und Brustmuskel

Mit dieser Übung dehnen Sie die Brustmuskulatur und schaffen Sie mehr Weite für die Lunge.

1. Stellen Sie sich in eine Zimmerecke, strecken Sie beide Arme horizontal zur Seite und legen Sie die Hände rechts und links an die Wände. Schieben Sie die Hände ein wenig höher und stellen Sie einen Fuß etwas zurück.
2. Beugen Sie das vordere Knie leicht, gehen Sie mit dem Brustkorb sanft in die Dehnung und halten Sie diese 20 bis 30 Sekunden. Lassen Sie den Atem währenddessen locker fließen.
3. Spüren Sie der Übung anschließend in einer angenehmen Position nach. Können Sie die Weite im Brustkorb noch wahrnehmen?
4. 4- bis 6-mal wiederholen.

Variation: Sie können sich auch mit gegrätschten Beinen vor einen Türrahmen stellen, die Hände weit oben an den rechten und linken Türpfosten legen und das Brustbein nach vorne durch die geöffnete Tür schieben.

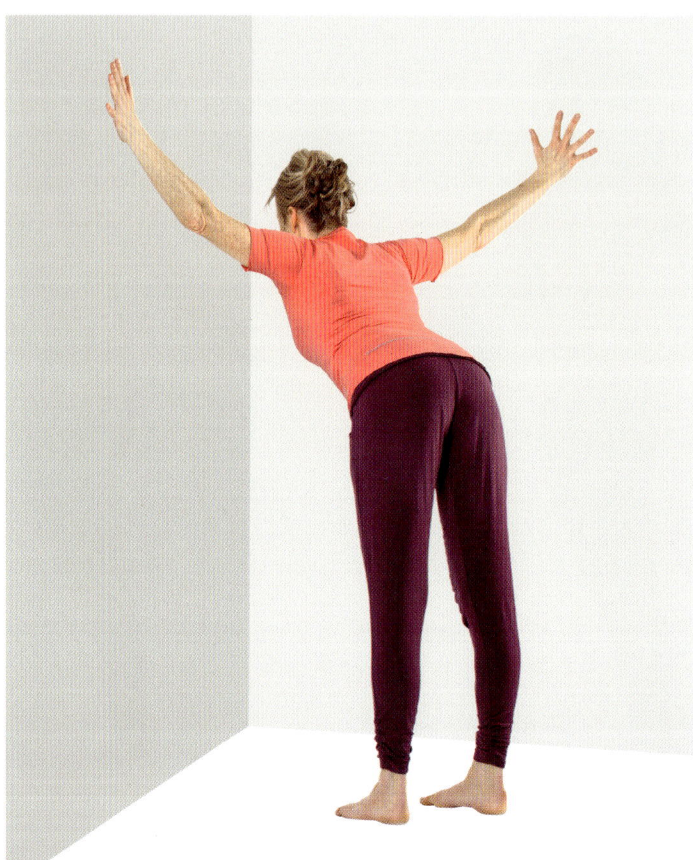

4 Brustkorb mobilisieren

1. Setzen Sie sich aufrecht auf die Vorderkante eines Stuhls, legen Sie die Hände auf die Schultern und heben Sie sie bis in die Waagrechte.
2. Beugen Sie nun den Oberkörper abwechselnd nach rechts und links, während Sie den Atem zunächst ganz normal fließen lassen.
3. Nehmen Sie für 10 bis 30 Sekunden die Bewegung in der Wirbelsäule und in den Rippen wahr.
4. Atmen Sie anschließend in der aufrechten Position durch die Nase ein.
5. Neigen Sie sich zur rechten Seite und atmen Sie dabei langsam aus. Erspüren Sie, wie bei dieser Bewegung die Rippen auf der rechten Seite enger werden und wie sie sich dagegen links auseinanderziehen.
6. Kommen Sie zurück in die aufrechte Position und atmen Sie ein.
7. Beim nächsten Ausatmen neigen Sie den Oberkörper zur linken Seite.

Variation: Strecken Sie beide Arme waagerecht zur Seite und beugen Sie dann den Oberkörper abwechselnd nach rechts und links.

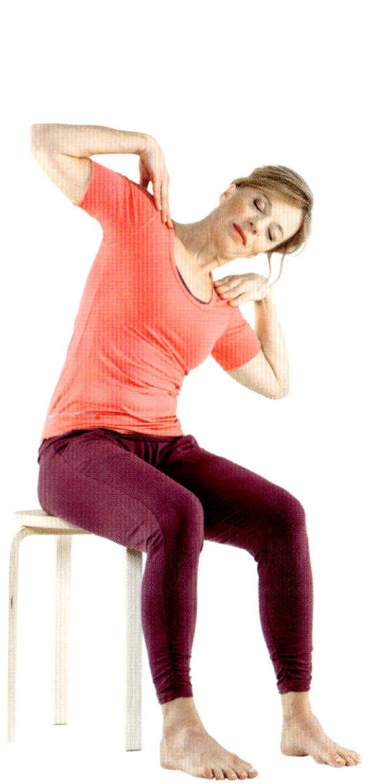

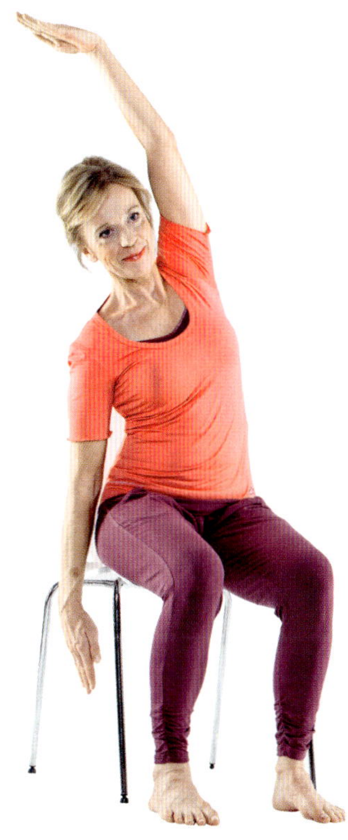

5 Rumpffaszien und kleine Drehmuskeln lösen

1. Gehen Sie in den Vierfüßlerstand: Die Hände stehen unter den Schultern, die Knie unter den Hüften, der Rücken ist gerade und bildet mit dem Hinterkopf eine Linie.
2. Strecken Sie einige Male abwechselnd den rechten und den linken Arm nach oben. Der Oberkörper dreht dabei mit auf, der Atem fließt locker.
3. Beim nächsten Einatmen heben Sie den rechten Arm seitlich nach oben und lassen den Oberkörper wieder mit aufdrehen.
4. Atmen Sie langsam aus, senken Sie den Arm und schieben Sie ihn unter dem linken Arm hindurch zur Seite. Legen Sie den Kopf seitlich auf dem Boden oder der Matte ab.. Ihr Blick folgt der Hand.
5. Atmen Sie in dieser Position ein.
6. Wenn Sie wollen, können Sie einige Atemzüge lang in dieser Dehnposition bleiben und danach entspannt nachspüren.
7. Mit einem Ausatmen führen Sie den Arm zurück und gehen wieder in die Ausgangsposition.

Variation: Sie können diese Übung auch vor einem Stuhl machen: Legen Sie die Hände auf eine Stuhllehne und stellen Sie die Füße so weit zurück, dass der Rücken sich in einer waagerechten Linie befindet. Heben Sie wie in der obigen Variante den rechten Arm, dann senken Sie ihn und schieben ihn unter dem linken Arm nach links. Den Arm zwei Atemzüge in der Luft halten, dann zurückführen und die Hand wieder auf die Stuhllehne legen. Die Seite wechseln.

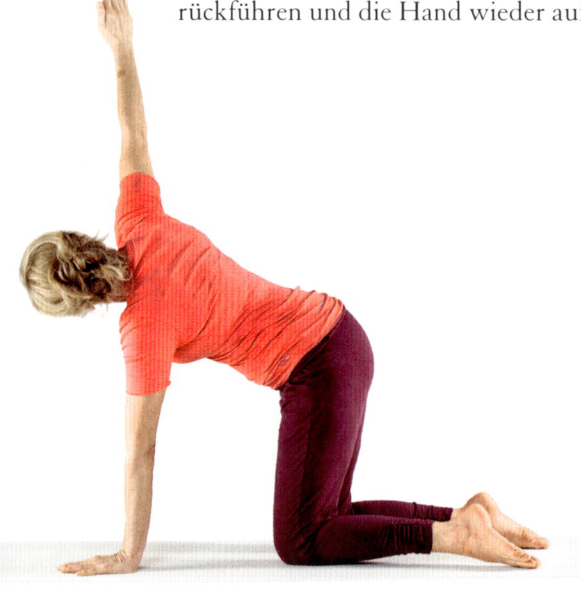

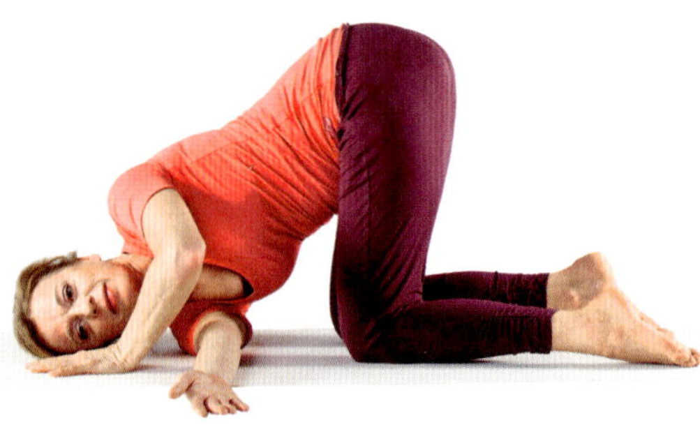

6 Brustmuskulatur dehnen

1. Stellen Sie sich einen großen Schritt entfernt vor eine Wand, beugen Sie den Oberkörper so weit nach vorne, dass der Rücken mit gestreckten Armen eine Linie bildet und legen Sie die Hände etwa in Schulterhöhe an die Wand. Der Blick geht Richtung Boden.
2. Beugen Sie die Knie ein wenig und schieben Sie den Po nach hinten. Spüren Sie die Dehnung im Schulter- und Brustkorbbereich und lassen Sie den Atem natürlich fließen.
3. Verharren Sie in dieser Dehnung für 10 bis 30 Sekunden.

Variation 1: Noch intensiver wird die Dehnung, wenn Sie aus der beschriebenen Position heraus die Hände etwas weiter nach oben schieben.

Variation 2: Setzen Sie sich auf einem Gymnastikball oder einem Stuhl vor die Wand und legen Sie Ihre Hände so an diese, dass Arme und Rücken eine gerade Linie bilden. Noch intensiver wird es, wenn Sie den Stuhl oder den Ball etwas weiter nach vorne rücken beziehungsweise rollen und im Gegenzug die Hände an der Wand so weit wie möglich nach oben schieben.

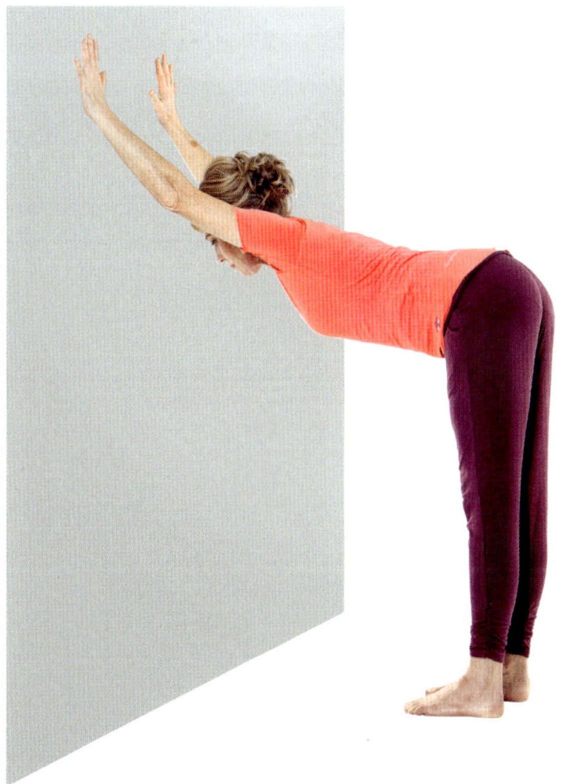

Fünftes Übungsprogramm

Bei Verkrampfungen der Muskulatur, wie sie im Rahmen von Lungenkrankheiten um den Brustkorb, Bauch und Nacken entstehen können, verkleben die Faszien und erschweren so noch mehr die freie Atmung. Mit den folgenden Übungen können Sie mithilfe Ihrer eigenen Hände, mit Noppen- oder Tennisbällen und mit Dehnübungen Zwerchfell und Bauchfaszien lösen.

Massagen für Zwerchfell und Faszien

Elastische Faszien – vor allem im Brustkorb-, Rücken- und Bauchbereich – sind für einen freien Atem extrem wichtig. Denn der Atem kann sich nur in gelöstem, elastischem Gewebe optimal ausweiten – und auch wieder zurückschwingen. Stehen die Muskeln und das Fasziengewebe dauernd unter Spannung, pressen sie den Brustkorb dagegen in ein „Korsett" und lassen kaum noch müheloses Atmen zu. Je elastischer und geschmeidiger das Gewebe in Brustkorb, Rücken, Bauch und Zwerchfell ist, desto mehr Atembewegung kann entstehen und desto besser kann die Lunge sich füllen und leeren.

Weil wir in der Regel jedoch alle viel zu wenig auf ein elastisches Zwerchfell achten, stelle ich Ihnen auf den folgenden Seiten sowie im sechsten Übungsprogramm ab Seite 108 besondere Übungen vor, die helfen, verklebtes Fasziengewebe zu lösen und zu mobilisieren.

Faszien reagieren besonders stark auf Bewegungsübungen wie Schwünge, Federn, Drücken, Ziehen, Massagen, Kneten und Dehnreize. Weil das Zwerchfell in der Ausatemphase gedehnt wird, kommen in diesem Übungsprogramm außerdem auch Ausatemübungen zum Zuge, die von den Bauchmuskeln (Ausatemhilfsmuskulatur) unterstützt werden.

Tipp: **Alle Übungen der beiden Faszienübungsprogramme können Sie gerne auch immer mal wieder zwischendurch als Einzelübungen in Ihren Alltag einschieben. Ich empfehle, stets einen Tennisball oder einen kleinen Noppen- oder Faszienball griffbereit zu halten.**

1 Bauchmassage

1. Setzen Sie sich auf einen Stuhl oder legen Sie sich auf den Boden und legen Sie beide Hände auf den Bauch.
2. Massieren Sie Ihren Bauch im Uhrzeigersinn: Die Hände streichen neben dem Nabel auf der rechten Seite nach oben, unter den Rippen vorbei und links neben dem Nabel wieder nach unten, dann wieder nach rechts. Lassen Sie währenddessen den Atem frei schwingen.
3. Massieren Sie 20 bis 60 Sekunden. Wenn Sie möchten, können Sie dabei auch einen kleinen Noppenball zu Hilfe nehmen.

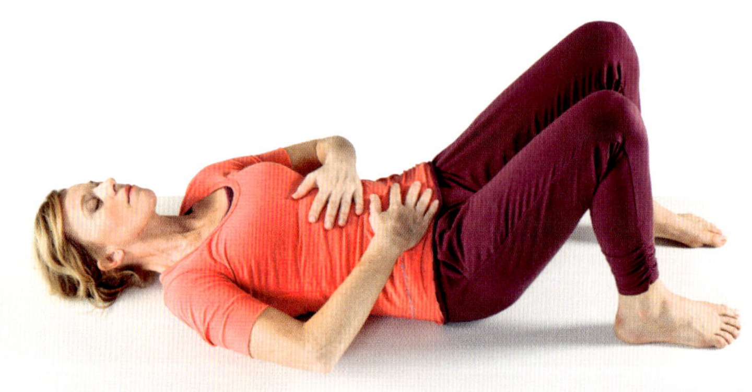

2 Zwerchfell massieren und von Verspannungen lösen

1. Setzen Sie sich auf einen Stuhl oder legen Sie sich auf den Boden.
2. Platzieren Sie ein Nudelholz oder einen länglichen Massageroller auf einer Seite schräg an die unteren Rippen unterhalb des Brustbeins.
3. Massieren Sie nun diesen Bereich mit sehr kleinen Auf-und-ab-Bewegungen – 20 bis 30 Sekunden oder länger. Lassen Sie währenddessen den Atem durch die Nase einströmen und locker durch die Lippenbremse wieder entweichen. Atmen Sie dabei so lange aus, wie Sie es ohne Anstrengung können.Achten Sie außerdem unbedingt darauf, die Schultern nicht hochzuziehen.
4. Spüren Sie nach: Hat sich etwas verändert?
5. Anschließend setzen Sie den Massageroller oder das Nudelholz auf der anderen Seite an und wiederholen die Übung dort.

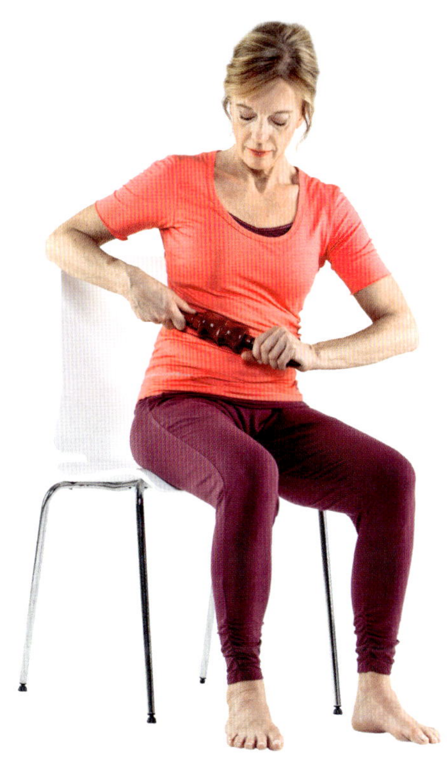

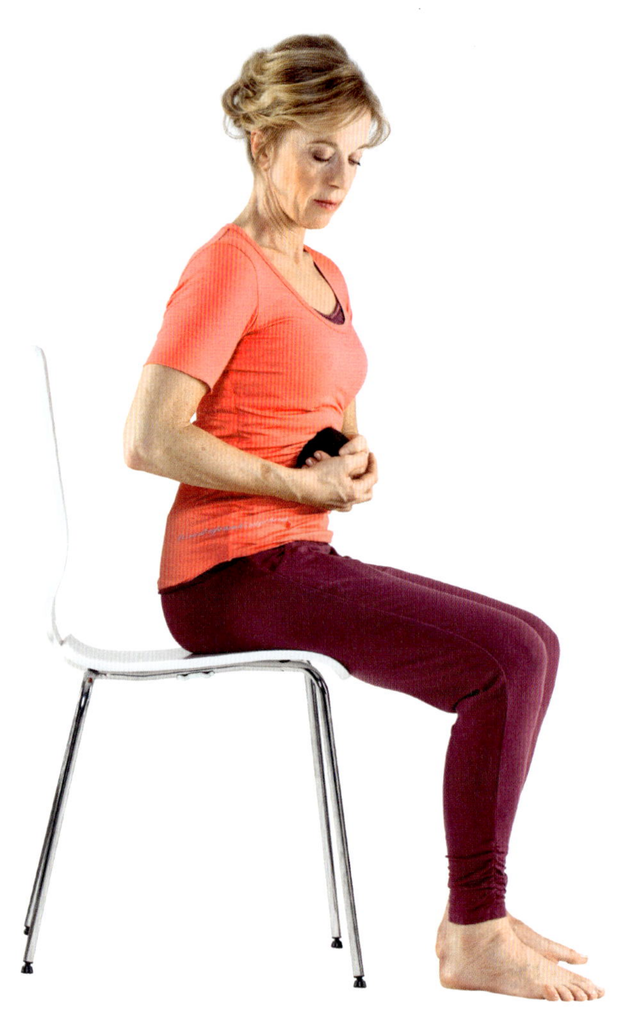

3 Zwerchfellfaszien von Verklebungen und Verhärtungen lösen

Diese Übung löst nicht nur verklebte Faszien, sie kann auch das eingeschlafene, unbeachtete, vielleicht brachliegende Zwerchfell zu neuem Leben erwecken. Sie benötigen einen Tennis-, Noppen- oder kleinen Faszienball.

1. Nehmen Sie den Ball in beide Hände, setzen Sie ihn auf einer Seite in der Nähe des Brustbeins unter den Rippen an und atmen Sie durch die Nase ein.
2. Während Sie ausatmen, drücken Sie den Ball in pumpenden Bewegungen nach innen.
3. Mit jedem Einatmen setzen Sie den Ball ein paar Millimeter weiter unten im Verlauf der Rippen an und wiederholen das Ganze, bis Sie ganz unten angekommen sind. Beachten Sie wie bei der vorangegangenen Übung den schrägen Verlauf der unteren Rippen.
4. Schenken Sie sich zum Schluss genügend Zeit zum gelösten Nachspüren und nehmen Sie den Unterschied zwischen der rechten und linken Brustkorbseite wahr.
5. Führen Sie dann die Übung auf der anderen Seite aus.

4 Fasziengewebe lösen

Diese Übung ähnelt der vorangegangenen, allerdings brauchen Sie hier keinen Ball.

1. Setzen Sie sich auf einen Stuhl oder legen Sie sich auf den Boden, legen Sie die Fingerkuppen der linken Hand unter die Rippenbögen unterhalb des Brustbeins auf der linken Seite und atmen Sie ein.
2. Atmen Sie langsam und durch die Lippenbremse aus und drücken Sie dabei mit den Fingerkuppen nach innen oben.
3. Mit jedem Einatmen rutschen Sie mit den Fingern ein paar Millimeter weiter an den Rippen entlang nach unten. Machen Sie weiter so, bis Sie am unteren Rippenbogen angekommen sind.
4. Nehmen Sie sich danach genügend Zeit zum Nachspüren, um die Wirkung der Übung bewusst wahrzunehmen.
5. Führen Sie die Übung dann auf der anderen Seite aus.

Variation: Behandeln Sie beide Seiten gleichzeitig mit den Fingerkuppen der rechten und linken Hand.

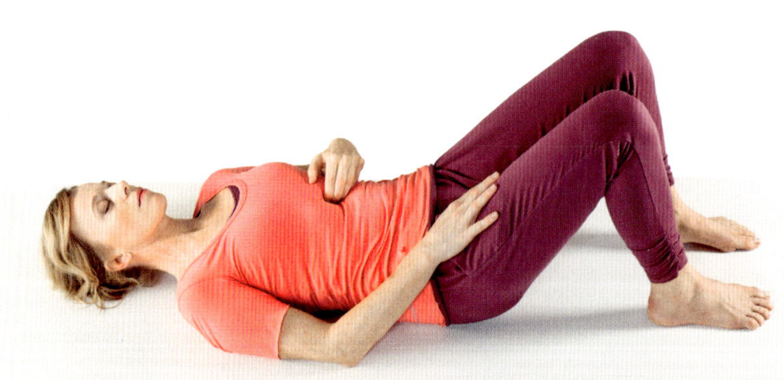

5 Zwerchfell dehnen

1. Setzen Sie sich auf einen Stuhl oder legen Sie sich auf den Boden und haken Sie die Finger der rechten Hand unterhalb des Brustbeins unter die unterste rechte Rippe.
2. Atmen Sie durch die Nase ein und spüren Sie, wie die Finger sich etwas wegbewegen.
3. Atmen Sie langsam durch den Mund aus und drücken Sie währenddessen mit den Fingern in kleinen, federnden Bewegungen nach innen oben. Beugen Sie sich dabei ein wenig nach vorne. Auch die Bauchmuskeln weiter unten dürfen sich beim Ausatmen helfend zusammenziehen. Achten Sie jedoch darauf, dass Sie Ihre Schultern nicht hochziehen.
4. Setzen Sie die Finger bei jeder Ausatmung etwas weiter nach unten.
5. Spüren Sie am Ende in Ruhe nach und vergleichen Sie die Atembewegung auf beiden Seiten. Dann führen Sie die Übung links aus.
6. Nehmen Sie sich abschließend Zeit, der ganzen Übung nachzuspüren.

Variation: Legen Sie beide Hände gleichzeitig unter die Rippen.

Variation

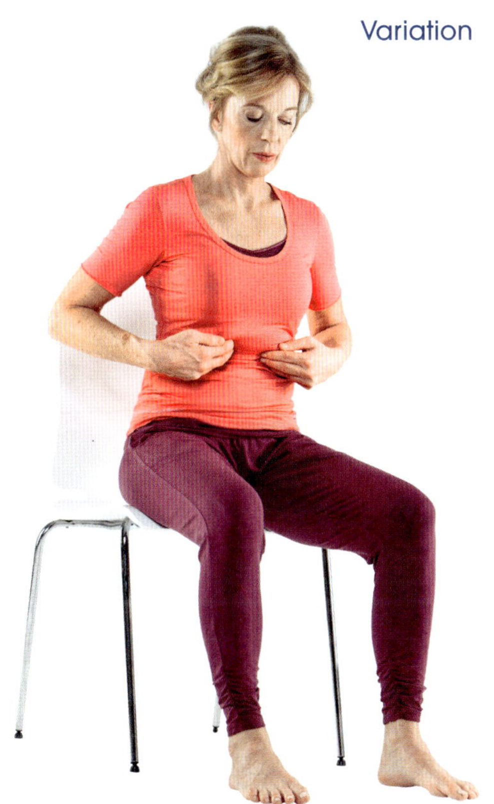

6 Zwerchfell mobilisieren, Ausatmung vertiefen

Durch den Einsatz der Bauchmuskeln wird das Zwerchfell beim Ausatmen besonders effektiv unterstützt. Nebenbei hilft die Übung bei Kreuzschmerzen und Verdauungsproblemen.

1. Gehen Sie in den Vierfüßlerstand: Die Hände stehen unter den Schultern, die Knie unter den Hüften, der Rücken ist gerade und bildet mit dem Hinterkopf eine Linie. Atmen Sie durch die Nase ein.
2. Beim langsamen Ausatmen drücken Sie Wirbel für Wirbel nach oben und Sie machen einen Katzenbuckel. Ziehen Sie dabei das Kinn Richtung Brust.
3. Wenn Sie schon ein bisschen ausgeatmet haben, ziehen Sie auch noch den Bauch in Richtung Nabel. Spüren Sie, wie sich dadurch die Ausatmung noch verlängert? Aber bitte nicht drücken oder pressen. Die Ausatmung geschieht weiterhin weich und gelöst.

Variation: Nehmen Sie die Torwartstellung ein (siehe Seite 50) und üben Sie im Stehen.

7 Zwerchfell entlasten und lösen, Ausatmung vertiefen

Für diese Übung brauchen Sie etwas Übung. Dafür wirkt sie aber noch etwas intensiver als die vorangegangene.

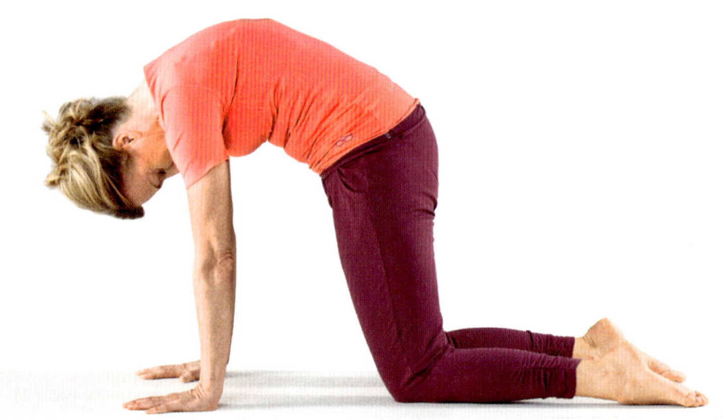

1. Gehen Sie in den Vierfüßlerstand: Die Hände stehen unter den Schultern, die Knie unter den Hüften.
2. Stellen Sie aus dieser Position die Zehen auf, heben Sie die Knie vom Boden ab und strecken Sie die Beine. Ziehen Sie das Kinn in Richtung Brustbein, um den Rücken leicht zu runden.
3. Atmen Sie locker ein und spüren Sie die angenehme sanfte Dehnung im Kreuzbein-Lendenwirbel-Bereich.
4. Ausatmend mit den Fersen wippen.
5. Nach 2 bis 4 Atemzügen spüren Sie im Vierfüßlerstand oder Unterarmstütz entspannt nach.

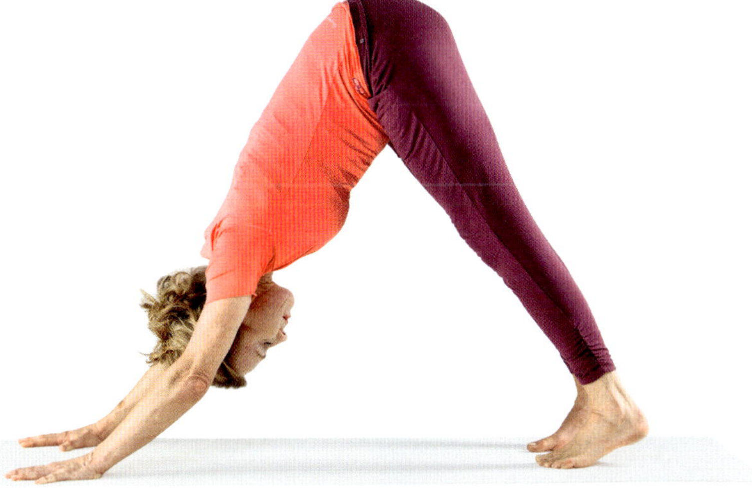

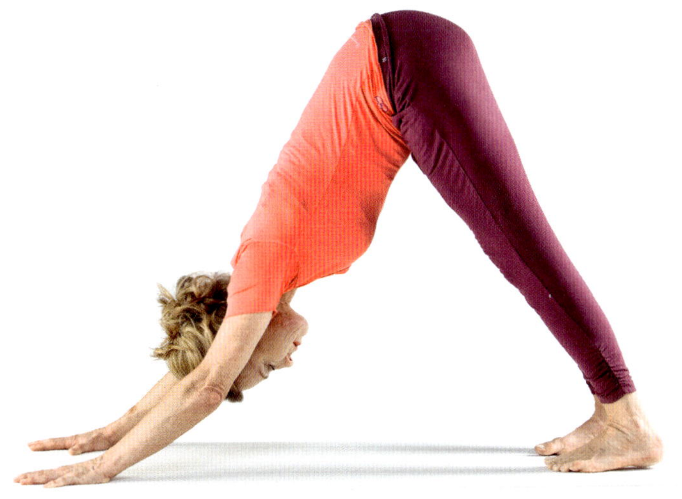

Sechstes Übungsprogramm

Erinnern Sie sich an das Vorstellungsbild der Ziehharmonika aus dem Theorieteil: die Lunge, die sich beim Einatmen wie eine Ziehharmonika ausdehnt, beim Ausatmen wieder zusammenzieht. Diese Elastizität des Brustkorbs und der Zwischenrippenmuskeln können Sie mit den folgenden Übungen wieder spüren lernen und vielleicht auch ein Stück zurückerobern. Auch hier geht es darum, die Faszien von ihren Verklebungen zu befreien, um die Atembewegung elastischer und somit freier zu machen. Deswegen kommt bei diesen Übungen buchstäblich auch mehr Schwung in die Sache.

Elastischer Brustkorb und bewegliche Zwischenrippenmuskeln

Im letzten Übungsprogramm standen vor allem Mobilisation und Lockerung des Zwerchfells im Mittelpunkt. Nun geht es vor allem um den Brustkorb, die Flanken und die Zwischenrippenmuskeln. Dass die primären Atemmuskeln gut funktionieren, ist schließlich Voraussetzung für ein bewegliches Zwerchfell und geschmeidige Zwischenrippenmuskeln – und somit für eine gute Atmung.

Verkürzte Muskeln und verklebte Faszien behindern eine optimale und weite Atembewegung. Ungeschmeidige Zwischenrippenmuskeln und unelastische Faszien im Brustkorb-Rippen-Bereich lassen nicht zu, dass die Rippen auffächern und anschließend wieder zurückschwingen.

Dehnungs- und Drehbewegungen sind eine gute Bewegungsmöglichkeit, um diese Muskeln und die Faszien geschmeidig zu erhalten – oder diese Elastizität wiederzufinden.

Tipp: Drehbewegungen im Stehen lassen sich gut mit Schwüngen kombinieren, zum Beispiel mit Übung 2 aus dem vierten Übungsprogramm (siehe Seite 93). Sie können die Drehbewegungen aber auch langsam und bewusst ausführen. Dazu legen Sie im Sitzen oder Stehen beide Hände auf die Schultern und drehen den Oberkörper abwechselnd ein wenig nach rechts und nach links. Nach 6 bis 8 Wiederholungen drehen Sie den Oberkörper dann schon etwas weiter. Nach weiteren 6 bis 8 Drehbewegungen noch etwas weiter … Vergessen Sie dabei nie, anschließend nachzuspüren.

1 Rippenmuskeln und Rumpffaszien dehnen und lösen

Die Drehung des Brustkorbs und die Dehnung der Rumpfseiten entkrampfen die Atemmuskeln und Faszien in diesem Bereich und machen sie schön geschmeidig.

1. Stellen Sie sich aufrecht und mit leicht gegrätschten Beinen hin, die Arme hängen schwer neben dem Körper nach unten.

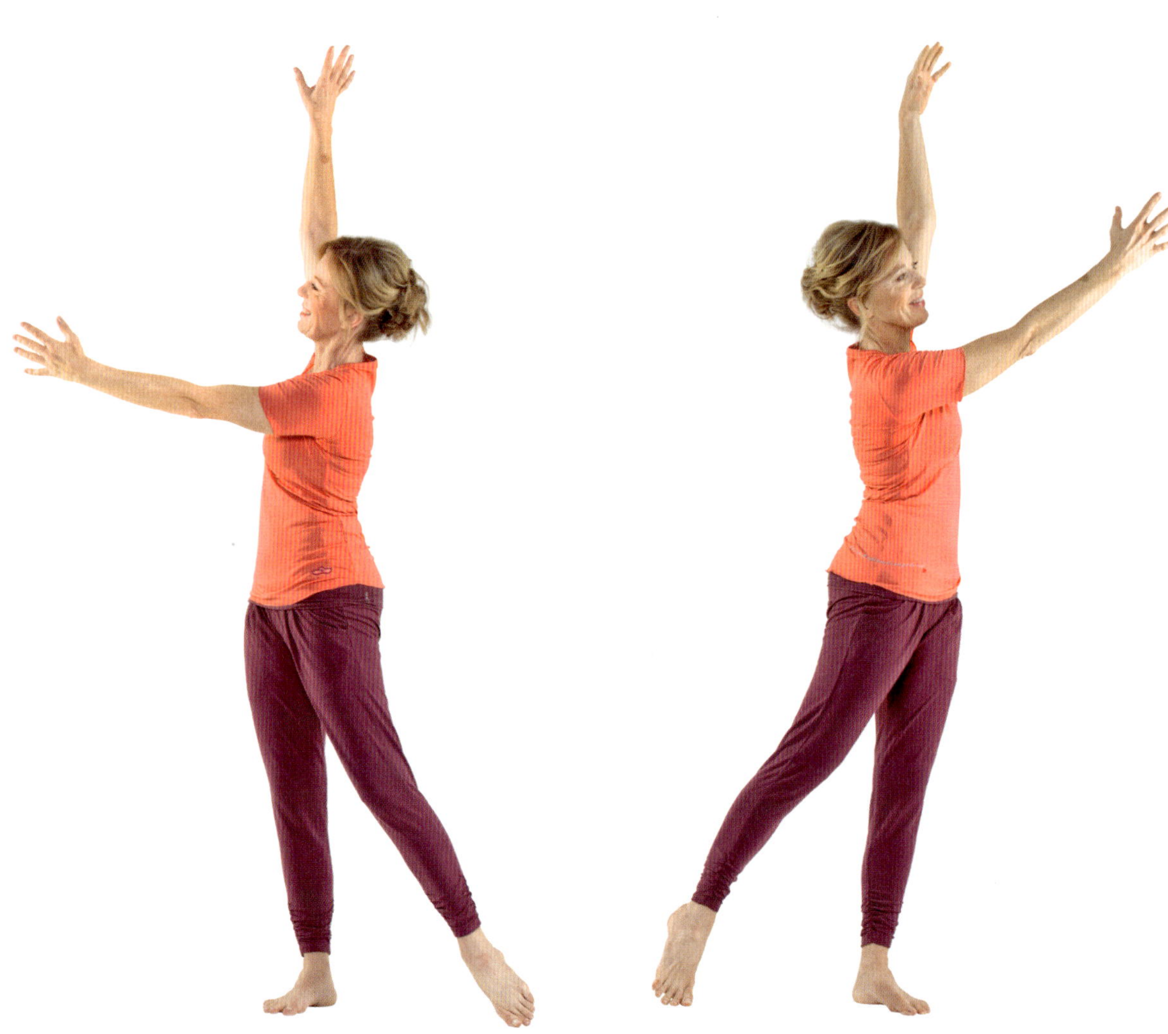

2. Beginnen Sie aus dieser Position heraus die Arme in kleinen Bewegungen vor dem Körper nach rechts und links zu pendeln. Der Atem fließt dabei natürlich mit.
3. Lassen Sie die Schwungbewegung immer größer werden, bis Ihre Arme und Fingerspitzen diagonal nach rechts beziehungsweise links oben zeigen.
4. Nach einigen lockeren Schwüngen, bei denen Sie den Atem gelöst mitschwingen lassen, bleiben Sie in der Dehnposition stehen, wenn die Arme nach rechts oben zeigen. Dabei drehen Sie den Oberkörper noch etwas nach hinten und schauen zur rechten Seite.
5. Heben Sie in dieser Dehnposition die linke Ferse vom Boden ab und schieben Sie die Fingerspitzen nach oben.
6. Bleiben Sie für 2 Atemzüge in dieser Dehnhaltung und erspüren Sie die Weite in der linken Seite.
7. Beim nächsten Ausatmen lassen Sie die Arme wieder nach unten kommen und schwingen sie dann wie am Anfang einige Male nach rechts und links.
8. Führen Sie nun die Arme nach links oben in die Diagonale und verweilen Sie wieder für 2 bis 3 Atemzüge in der Position.
9. Danach wieder zurückschwingen und locker hin und her pendeln.
10. Nach einigen Wiederholungen (die hoffentlich Spaß und Freude machen) bleiben Sie aufrecht, aber gelöst stehen und spüren der Übung nach: Hat sich Ihr Atem vertieft?

2 Rumpfmuskeln und -faszien dehnen und geschmeidig machen

1. Setzen Sie sich aufrecht auf einen Stuhl (ohne Lehne), heben Sie beide Arme über den Kopf und verschränken Sie die Hände so, dass die Handflächen nach oben zeigen.
2. Schieben Sie die Handflächen weit nach oben Richtung Decke und lassen Sie dabei den Atem ganz normal fließen.
3. Schaukeln Sie nun den Rumpf langsam nach rechts und links. Stellen Sie sich vor, Sie wollten die Rippen weit nach außen schieben und vergleichen Sie dabei die Bewegung auf beiden Seiten. Können Sie eine besser nach außen schieben als die andere?
4. Machen Sie 10 bis 30 Sekunden im gleichmäßigen Atemfluss weiter so.
5. Spüren Sie abschließend nach: Wie fühlen die Rumpfseiten sich jetzt an? Wohin fließt der Atem?

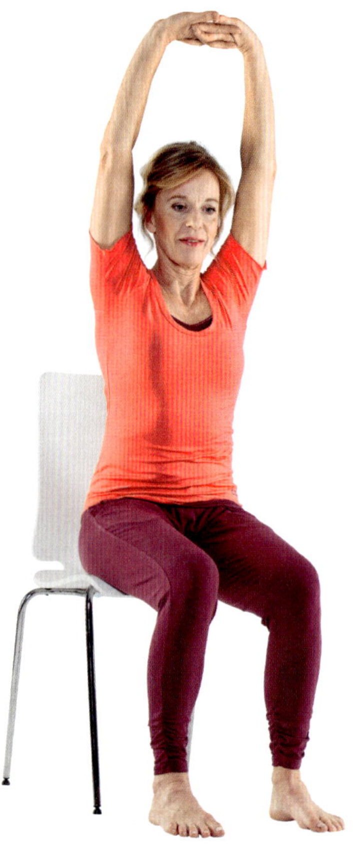

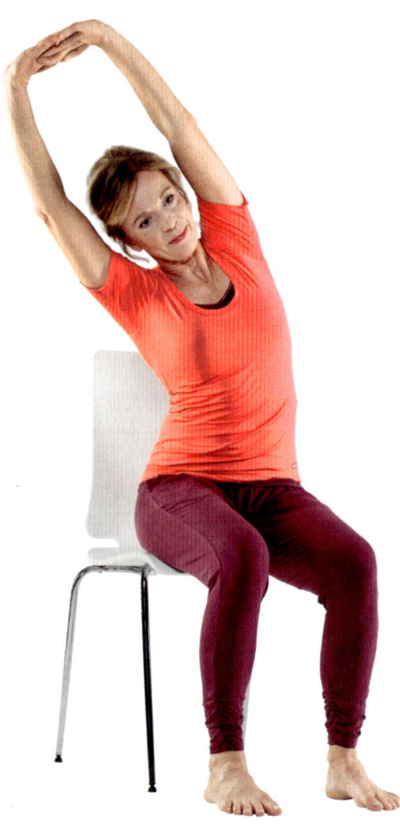

Variation: Diese Variation intensiviert die Übung.

1. Schaukeln Sie mit dem Rumpf nach rechts, während Ihre Arme und Hände sich über dem Kopf nach links bewegen – und umgekehrt.
2. Nach einer Weile bleiben Sie mit dem Rumpf auf der rechten Seite, schieben die Hände nach links oben in die Weite und atmen Sie ein.
3. Wippen Sie aus dieser Dehnposition heraus den Oberkörper 8- bis 10-mal in kleinen Bewegungen nach links. Atmen Sie dabei aus. Dann atmen Sie wieder ein und halten die Dehnposition.
4. Wiederholen Sie dies, so oft Sie wollen.
5. Mit der letzten Ausatmung legen Sie die Hände auf den Oberschenkeln ab und spüren nach: Können Sie den Atem in dieser Seite jetzt besser spüren?
6. Üben Sie dann zur andere Seite.
7. Vergessen Sie nicht das abschließende Nachspüren.

Variation

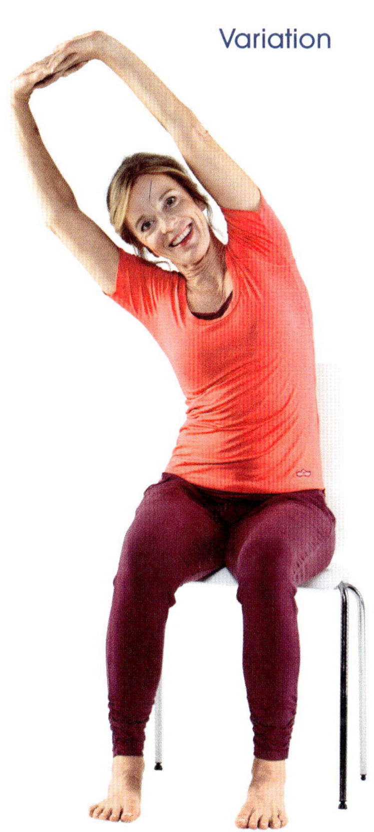

3 Rippengelenke und Brustkorbfaszien lösen

1. Setzen Sie sich aufrecht auf einen Stuhl und legen Sie Ihre linke Hand auf den linken Oberschenkel.
2. Heben Sie den rechten Ellbogen bis in die Waagerechte an und wippen Sie ihn 8- bis 10-mal nach hinten. Der Blick folgt dabei dem Ellbogen.
3. Drehen Sie den Oberkörper nach links, den Blick zur Hand. Schieben Sie die rechte Hand 8- bis 10-mal an der linken Schulter vorbei nach hinten. Lassen Sie den Atem fließen.
4. Legen Sie die Hand zurück auf den Oberschenkel und spüren Sie nach.
5. Üben Sie dann mit dem anderen Arm zur anderen Seite.

Variation: Atmen Sie ein, wenn Sie den Ellbogen nach hinten wippen, und aus, wenn Sie die Hand an der gegenüberliegenden Körperseite vorbei nach hinten wippen. Die Bewegung folgt dabei dem Atem. Unterstützen Sie die Ausatmung mit der verlängerten Lippenbremse.

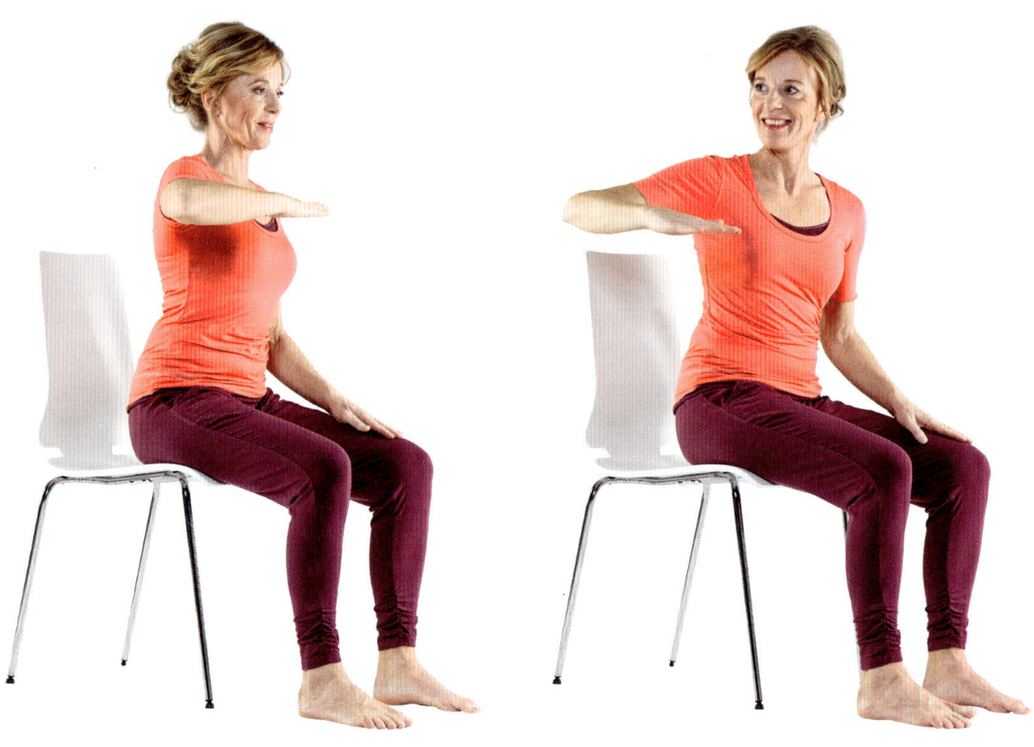

4 Brustmuskel und Faszien lösen

Diese Übung hilft, Muskulatur und Fasziengewebe unterhalb des Schlüsselbeins zu lösen.

1. Stehen oder sitzen Sie aufrecht und ertasten Sie mit den Fingerspitzen der linken Hand die Kuhle unterhalb des rechten Schlüsselbeins.
2. Legen Sie die Fingerkuppe des linken Mittelfingers ganz außen unterhalb des rechten Schlüsselbeins und kreisen und massieren Sie hier auf der Stelle. Üben Sie ruhig etwas Druck aus, um den Muskel zu lösen.
3. Massieren Sie zentimeterweise jeweils 10 bis 30 Sekunden Richtung Brustbein. Spüren Sie jeweils nach.
4. Am Brustbein angelangt, spüren Sie hier nach und vergleichen Sie die Seiten.
5. Dann ist die andere Seite an der Reihe.

Variation: Massieren Sie in gleicher Weise, nur mit einem Noppen-, Faszien- oder Tennisball, indem Sie pumpende oder kreisende Bewegungen ausführen, oder den Ball hin und her rollen.

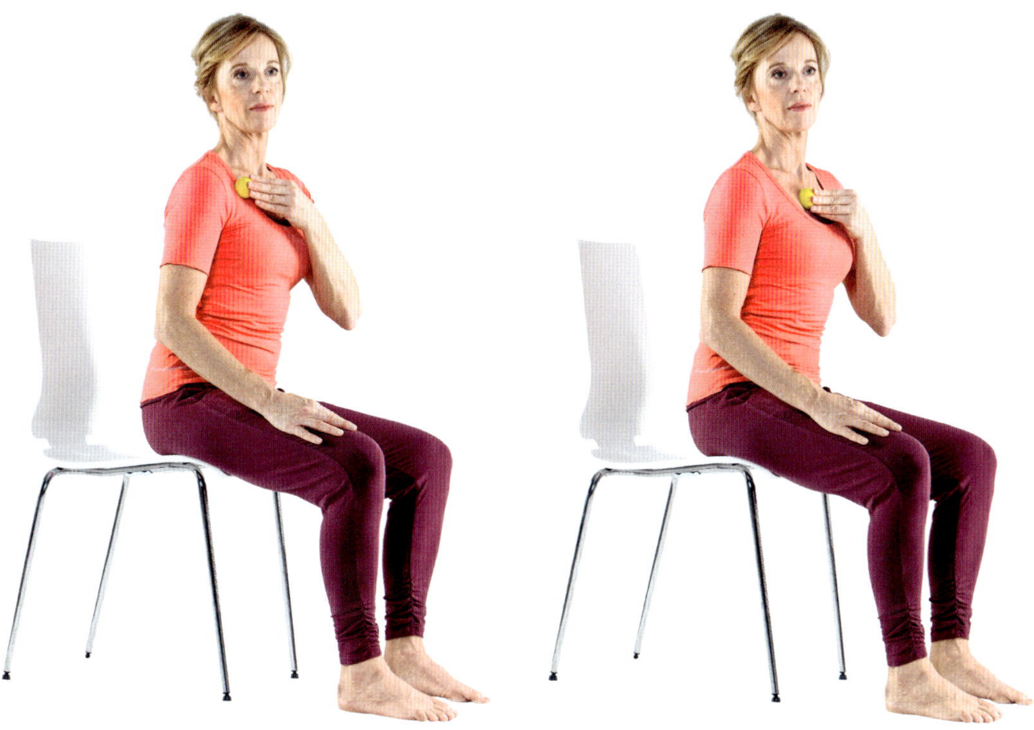

5 Hintere Brustkorbfaszien, Rippen- und Rückenmuskeln lösen

Mit einer Faszienrolle lassen sich Verklebungen und Verhärtungen im Brustkorbbereich gut lösen. Alternativ tun es auch zwei Tennisbälle, die Sie rechts und links neben die Wirbelsäule setzen.

1. Stellen Sie sich in einen Türrahmen und legen Sie eine Faszienrolle im Bereich der Schulterblätter zwischen Rücken und Türpfosten. Die Füße stehen einen Schritt weiter vorne.
2. Spannen Sie die Bauchmuskeln leicht an und beugen und strecken Sie die Knie langsam. Oberkörper und Becken bleiben dabei aufrecht. Genießen Sie die massierende Wirkung im Rückenbereich.
3. Lassen Sie den Atem 20 bis 30 Sekunden oder länger natürlich fließen und spüren Sie dann nach.

Tipp: **Indem Sie die Arme in Schulterhöhe nach vorne strecken und an den gegenüberliegenden Türpfosten legen, können Sie den Druck etwas variieren und steuern.**

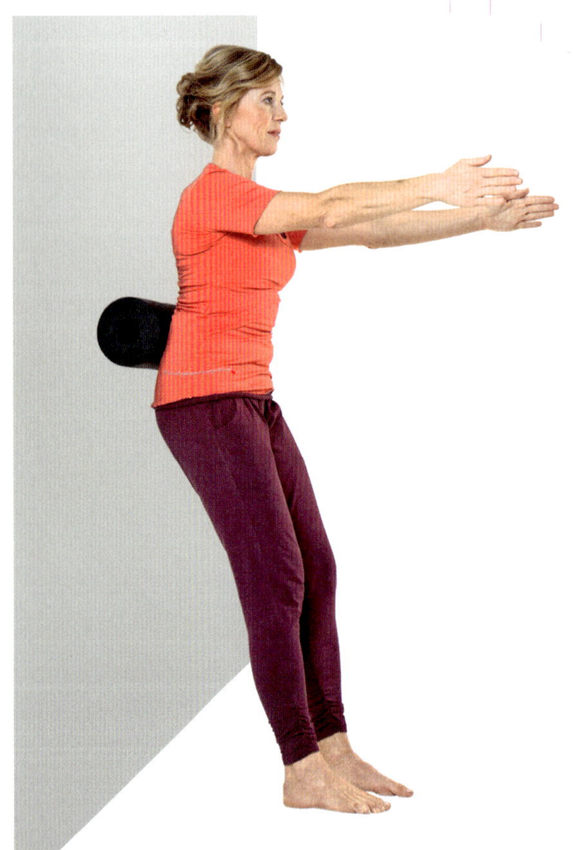

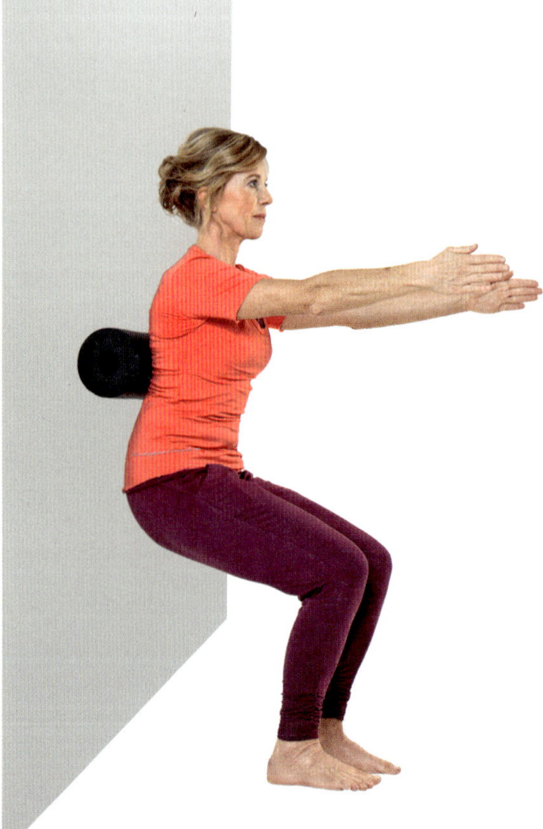

6 Hintere Brustkorb- und Rückenfaszien lösen

Diese Übung ähnelt der vorangegangenen, wird jedoch im Liegen ausgeführt.

1. Legen Sie sich auf den Boden und stellen Sie die Beine hüftbreit auf. Positionieren Sie die Faszienrolle unter Ihrem Brustkorb und überkreuzen Sie die Hände auf diesem. Wenn es Ihnen lieber ist, können Sie die Hände auch unter den Kopf schieben, die Ellbogen zeigen dann nach oben.
2. Heben Sie das Gesäß vom Boden ab und rollen Sie von den unteren Rippen bis über die Schulterblätter über die Faszienrolle – und wieder zurück. Lassen Sie den Atem dabei gelöst fließen.
3. Auf schmerzhaften Punkten können Sie gerne ein paar Sekunden liegen bleiben. Halten Sie dabei aber nie den Atem an.

Tipp: Falls Sie keine Faszienrolle zur Hand haben, können Sie auch zwei Tennisbälle rechts und links neben der Wirbelsäule positionieren.

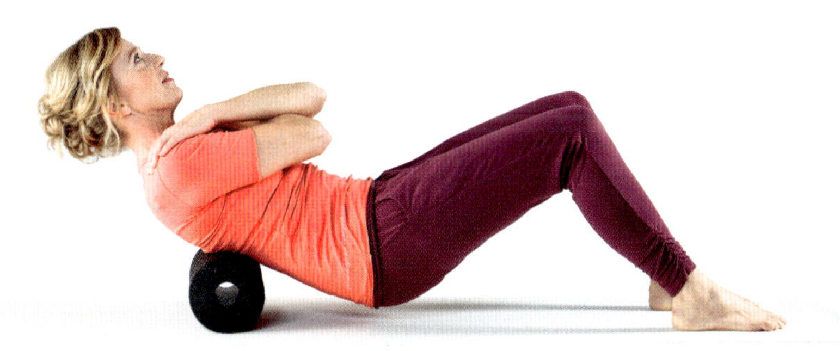

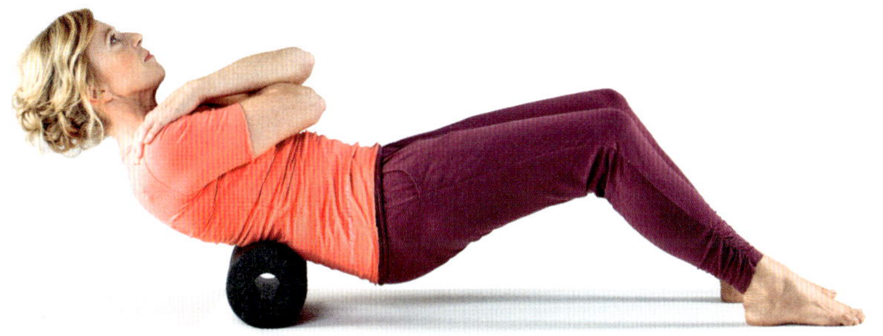

Siebtes Übungsprogramm

Es bleibt schwungvoll in diesem Übungsprogramm: Dieses Mal beziehen wir den gesamten Körper zusammen mit der Atmung in die Übungsfolge ein – vom Rumpf zu den Beinen, über den Rücken bis hin zu den Armen und den Flanken. Auch hier können Sie Ihre eigenen Hände einsetzen – zum Klopfen und Trommeln auf Brustkorb und unteren Rücken. Auch die Faszienrolle kommt hier noch einmal zum Einsatz, ein wahres Wundermittel gegen Schmerzen und Verklebungen in den Faszien und schließlich eine wunderbare Entspannungsübung am Schluss.

Klopfen, Dehnen, Mobilisieren

In dem nun folgenden Atemübungsprogramm sehen Sie, wie Sie ein komplettes Übungsprogramm gestalten können, um Ihren gesamten Körper im Hinblick auf seine bessere Atemfähigkeit zu trainieren.

Das Programm beginnt mit einer Schwungübung, die Kreislauf und Atem anregt (diese Übungen kennen Sie schon aus dem vierten und sechsten Übungskapitel). Im Anschluss folgen Übungen, die den Atem vertiefen, die Atem-, Rücken- und Brustkorbmuskeln lösen und die Haltemuskeln kräftigen. Die darauffolgenden Klopfübungen tun vor allem verkrampften oder verschleimten Bronchien gut. Und die Dehnungsübungen zum Schluss weiten die Atemräume und lösen Muskelfasern und Faszien. Worauf warten Sie noch?

Tipp: **Bewegungsmangel, Fehlhaltungen, einseitige Belastung, aber auch innere Anspannung und eine blockierte, unfreie Atmung lassen Muskeln verhärten und Faszien verkleben beziehungsweise verfilzen. Da dies die Durchblutung und die Zellatmung stark behindert sind, werden die betroffenen Körperbereiche und Organe mehr und mehr steif und unflexibel.**
Faszienrollen und -bälle helfen, Verhärtungen und Verklebungen zu lösen, weil durch den Druck die Durchblutung verbessert und der zu hohe Muskeltonus herabgesetzt wird. Das Gewebe kann wieder aufatmen und wird geschmeidiger. Während Faszienrollen die Behandlung größerer Körperpartien ermöglichen – etwa des gesamten Rückens oder des Oberschenkels – lassen sich mit kleinen Faszienbällen verhärtete Muskel- und Bindegewebspunkte gezielt punktuell bearbeiten. Neben den „normalen“ Bällen gibt es dazu miteinander verbundene Duobälle, die sich sehr gut für die Massage und Entspannung der Nacken- und Wirbelsäulenmuskulatur eignen.

1 Lockern und den Atem anregen

Lockerungs- und Schwungübungen wirken auf den Atem immer befreiend.

1. Stehen Sie aufrecht und mit hüftbreit auseinanderstehenden Füßen.
2. Schwingen Sie beide Arme abwechselnd locker vor und zurück: Wenn der rechte Arm nach vorne schwingt, geht der linke Arm zurück – und umgekehrt. Beugen und strecken Sie die Knie locker mit.
3. Lassen Sie den Atem für 1 bis 3 Minuten gelöst mitfließen.
4. Nehmen Sie sich Zeit zum Nachspüren.

Variation 1: Drehen Sie den Kopf jeweils zur Seite des hinteren Arms und richten Sie Ihren Blick auf die Hand.

Variation 2: Atmen Sie durch die Nase ein, dann gelöst durch die weichen Lippen aus und schwingen Sie die Arme gegengleich vor und zurück.

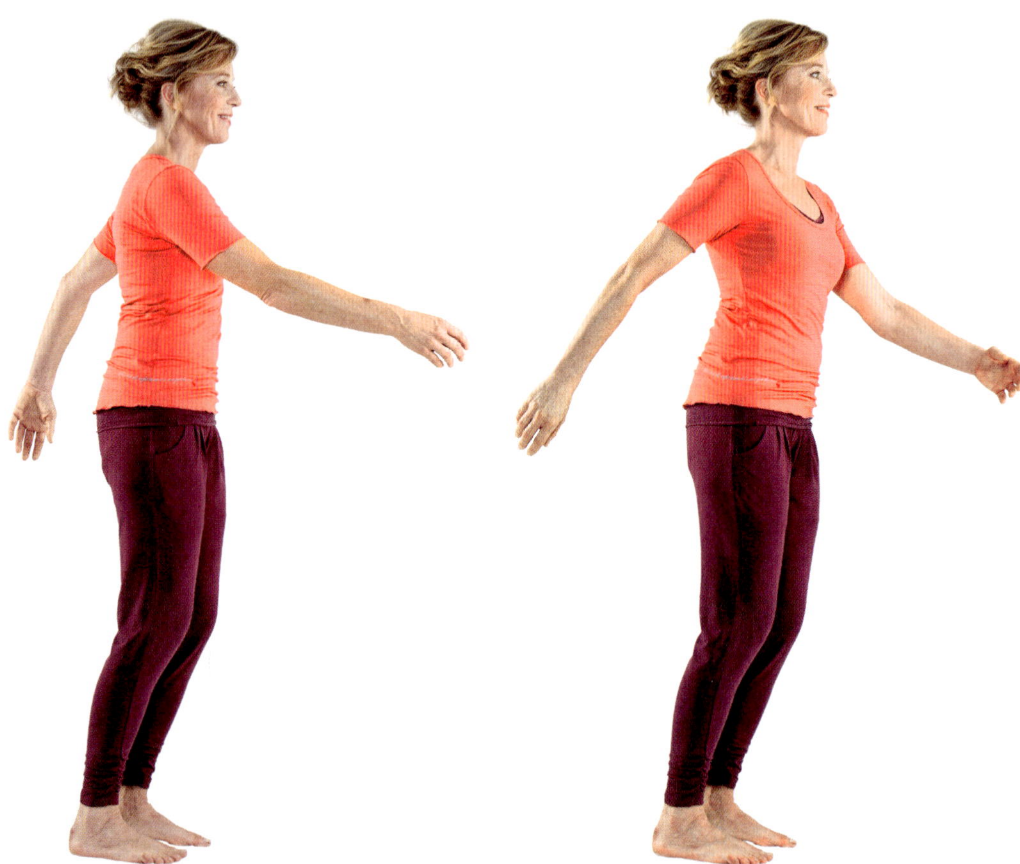

2 Klopfübung: Atemräume wecken, Bronchien lösen

Diese Klopfübung löst verkrampfte Bronchien und Schleim und „weckt" die Atemräume.

1. Setzen Sie sich aufrecht auf einen Stuhl und beklopfen Sie den Brustkorb unterhalb der Schlüsselbeine mit den Fingerkuppen oder mit lockeren Fäusten. Halten Sie die Hände dabei leicht hohl.
2. Trommeln Sie auf diese Weise unter den Schlüsselbeinen entlang bis zum Brustbein – und wieder zurück.
3. Sie können dabei durch die Nase einatmen und durch die Lippenbremse ausatmen. Noch wirksamer und entspannender wirkt es, wenn Sie auf ein summendes „mmmm …" ausatmen, weil so leichte Vibrationen auf die Bronchien übertragen werden.

Variation: Beklopfen Sie eine Seite des Brustkorbs (Flanke) von unten nach oben mit beiden flachen oder hohlen Händen. Spüren Sie der Übung nach und bearbeiten Sie dann die andere Körperhälfte.

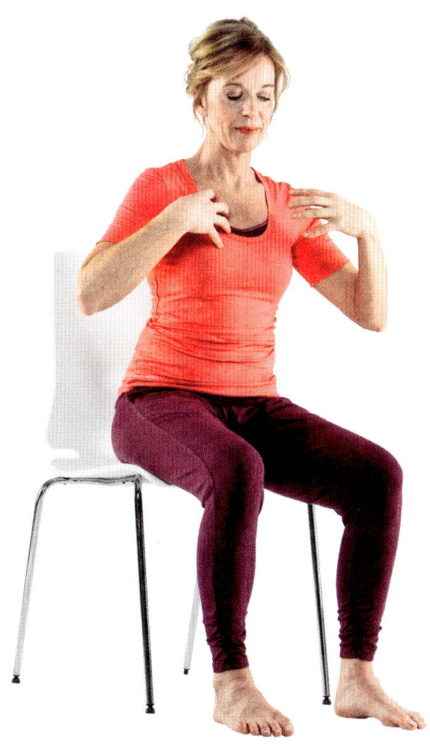

3 Klopfübung: tiefe Atmung im Lendenbereich, gegen Rückenprobleme

Wenn der untere Rücken schmerzt, liegt das oft an verspannten, verhärteten Muskeln. Diese Übung tut den Muskeln gut und „weckt" die unteren Atemräume.

1. Setzen Sie sich aufrecht auf einen Stuhl und klopfen Sie mit lockeren Fäusten rechts und links neben dem Kreuzbein und der Lendenwirbelsäule nach oben und unten.
2. Spüren Sie 20 bis 30 Sekunden nach: Wie fühlt sich der untere Rücken jetzt an? Können Sie eine vermehrte Atembewegung in diesem Bereich spüren?
3. Wiederholen Sie die Übung so oft Sie wollen und spüren Sie dazwischen immer wieder nach.

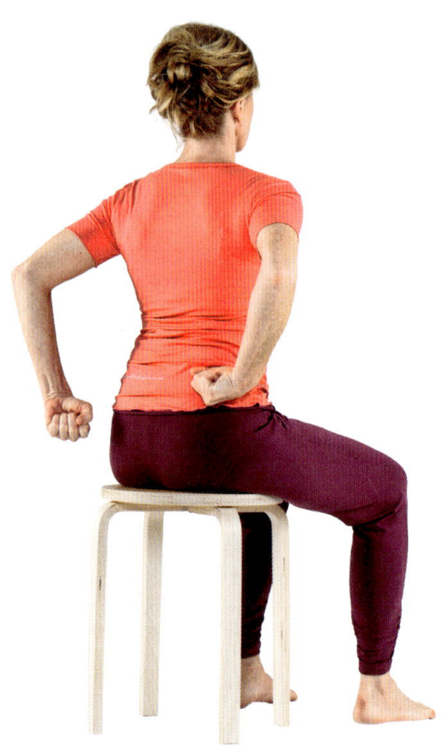

4 Brustkorb dehnen

Die sogenannte „Rutschhalte“ ist eine wunderbare Dehnungsübung, die den Rücken streckt und die Atemräume weitet.

1. Begeben Sie sich in den Vierfüßlerstand, die Knie sind hüftbreit geöffnet. Wenn Sie wollen, legen Sie ein Kissen unter die Knie.
2. Rutschen Sie mit beiden Händen nach vorne in die Schräglage: Die Wirbelsäule ist gestreckt, das Gesäß befindet sich über den Knien, die Stirn zeigt in Richtung Boden.
3. Bleiben Sie 20 bis 30 Sekunden in dieser Dehnstellung und lassen Sie den Atem gelöst fließen. Können Sie ihn im Bauch-, Brust- und Flankenbereich wahrnehmen?

Variation 1: Schieben Sie aus der Dehnposition heraus abwechselnd den rechten und linken Arm weiter nach vorne oder den rechten Arm über den linken hinweg nach links – und umgekehrt. Verharren Sie in jeder Dehnposition 20 bis 30 Sekunden und nehmen Sie den Atem wahr. Danach jedes Mal nachspüren.

Variation 2: Um die Dehnung der Brust- und Schultermuskeln zu intensivieren, können Sie die Unterarme oder Handgelenke auf eine Faszienrolle legen, so weit wie möglich nach vorne rollen und dann die Dehnposition halten. Wichtig: Halten Sie den Atem nicht an, sondern lassen Sie ihn weiterhin gleichmäßig fließen.

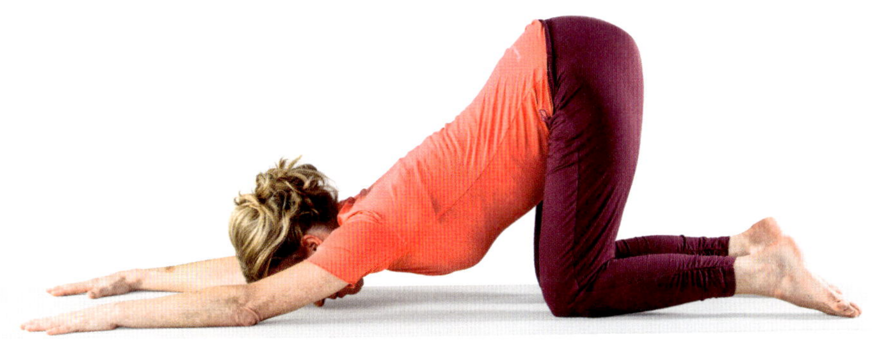

5 Dehnen und sich klein machen

Diese Übung entlastet die Wirbelsäule, sodass der Atem frei schwingen kann. Das tut auch dem Rücken gut.

1. Begeben Sie sich in den Vierfüßlerstand: Die Hände stehen unter den Schultern, die Knie senkrecht unter den Hüften, der Kopf befindet sich in Verlängerung der Wirbelsäule und der Blick geht zum Boden.
2. Strecken Sie das linke Bein waagerecht nach hinten und atmen Sie dabei durch die Nase ein.
3. Mit dem Ausatmen ziehen Sie das linke Knie und den Kopf zueinander, sodass der Rücken sich rundet. Am Ende der Ausatmung stellen Sie das Knie wieder am Boden ab.
4. Spüren Sie in der Ausgangsstellung einen Moment nach.
5. Wiederholen Sie dies abwechselnd mit jedem Bein 4- bis 6-mal.

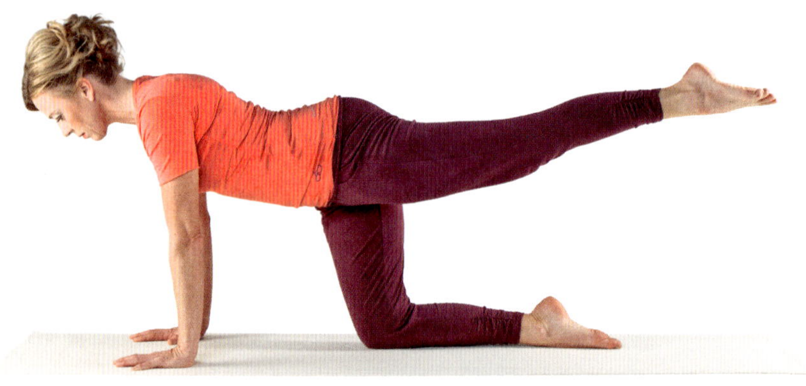

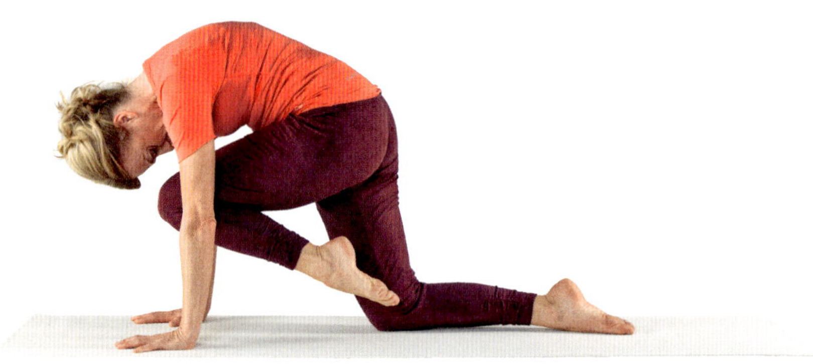

6 Flankendehnung und -atmung in der Halbmondlage

1. Legen Sie sich auf den Boden und strecken Sie beide Arme über den Kopf nach hinten, die Handrücken liegen auf dem Boden.
2. Ziehen Sie nun zuerst das rechte Bein, dann das linke und beide Arme so weit zur rechten Seite, bis Ihr Körper die Form einer Mondsichel bildet und die Dehnung in der linken Rumpfseite gerade noch angenehm ist.
3. Beobachten Sie Ihren Atem: Strömt er vermehrt in die gedehnte Seite?
4. Verbleiben Sie, wenn möglich, 20 bis 30 Sekunden in der Dehnung und lassen Sie den Atem ruhig und entspannt fließen.
5. Kehren Sie in die gerade Position zurück und legen Sie die Arme entspannt neben dem Körper ab.
6. Vergleichen Sie im Nachspüren die Körperseiten.
7. Danach üben Sie zur anderen Seite – jede Seite im Wechsel 4-mal.

Variation 1: Rollen Sie ein Handtuch zusammen und halten Sie es gespannt zwischen den Händen.

Variation 2: Legen Sie eine Hand unter den Kopf. Noch intensiver wird die Dehnung, wenn Sie einen Fuß über den anderen legen.

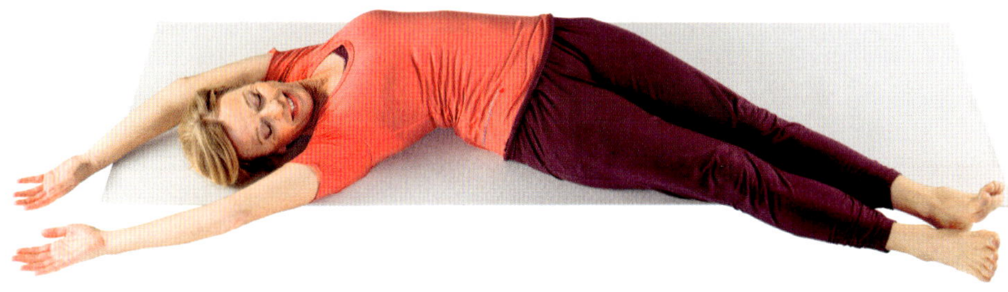

Variation 2

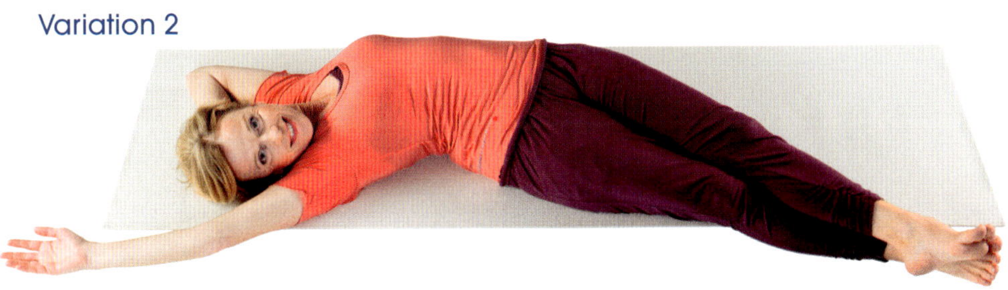

7 Drehlage für eine bewegliche Wirbelsäule

Drehlagerungen wie diese machen Brustkorb, Flanken und Rippen geschmeidig und vertiefen den Atem.

1. Legen Sie sich auf den Rücken und stellen Sie die Beine auf, die Arme liegen rechtwinklig zum Körper, die Handflächen zeigen nach oben. Wenn Sie wollen, legen Sie ein Kissen unter den Kopf. Atmen Sie in dieser Stellung durch die Nase ein.
2. Atmen Sie langsam durch den Mund aus und lassen Sie dabei die Knie zu einer Seite sinken.
3. Einatmend heben Sie die Knie wieder an.
4. Beim nächsten Ausatmen lassen Sie die Knie zur anderen Seite sinken.
5. Machen Sie im Wechsel weiter so – pro Seite 4-mal.

Variation: Lassen Sie die Knie liegen, drehen Sie den Kopf zur entgegengesetzten Seite und bleiben Sie 20 bis 30 Sekunden oder mehr in dieser Dehnposition, während der Atem natürlich und weich fließt. Dann wechseln Sie die Seiten. Nehmen Sie sich nach jedem Wechsel Zeit zum Nachspüren.

8 Atemsegel: Brustkorbdehnung, Atementspannung und Atemvertiefung

Diese wunderbare Atemübung sollten Sie möglichst oft machen. Morgens liefert sie eine Extraportion Sauerstoff und öffnet Atemräume, abends entspannt sie.

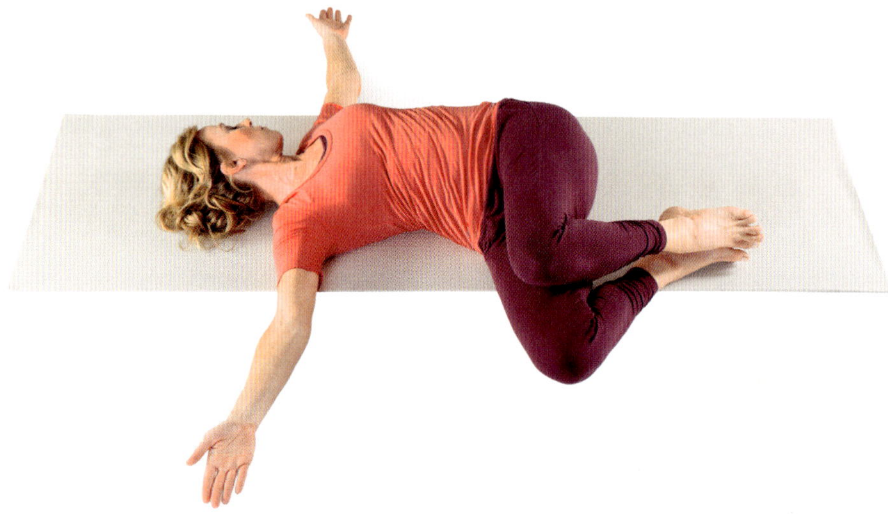

1. Legen Sie sich auf die rechte Seite und ziehen Sie beide Knie zum Brustkorb.
2. Strecken Sie die Arme auf Schulterhöhe nach vorne, die Handflächen liegen aufeinander, und spüren Sie den Atem.
3. Mit der nächsten Einatmung heben Sie den oberen Arm an, und legen ihn dann mit der Ausatmung weit links hinten auf dem Boden wieder ab (falls Sie den Boden nicht erreichen, können Sie ein großes Kissen unterlegen). Oberkörper und Kopf drehen sich mit nach links.
4. Lassen Sie mit der Ausatmung den Arm in den Boden sinken.
5. Bleiben Sie für 2 bis 4 Atemzüge in dieser Dehnposition und lassen Sie alle Anspannung los. Atmen Sie dann ein.
6. Während Sie den Arm in die Ausgangsposition zurückführen, atmen Sie langsam und gelöst aus. Spüren Sie dann einen Moment nach.
7. Nach 3 bis 4 Wiederholungen die Seite wechseln.

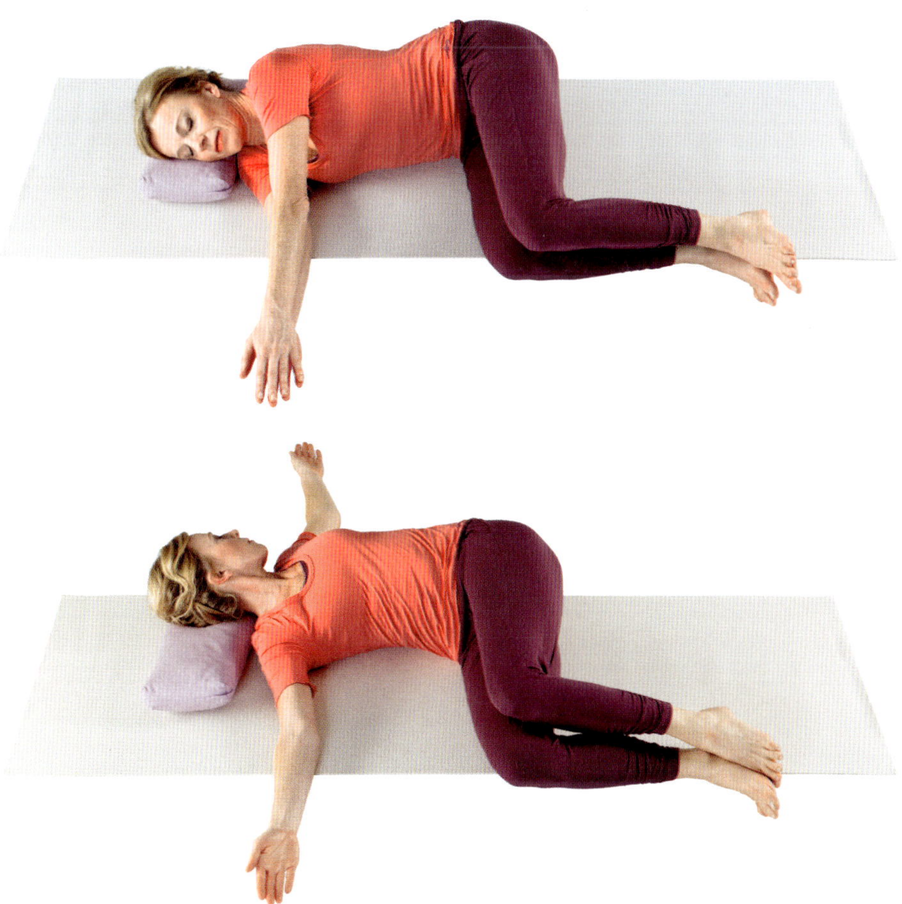

Achtes Übungsprogramm

Mit dem Rüstzeug aus den anderen sieben Übungsprogrammen haben Sie nun die Basis für eine gute, lotgerechte und entspannt aufrechte Körperhaltung, die Ihre Atemtätigkeit deutlich erleichtern wird. Damit diese Haltung aber auch nachhaltig in Ihr Bewegungsrepertoire eingehen kann, wird sich dieses letzte Übungsprogramm verstärkt den Rückenmuskeln widmen. Sie brauchen für dieses Programm ein Gymnastikband, am besten mittlerer Stärke.

Gute Haltung, gute Atmung

Eine aufrechte Haltung ist für den guten Atem unabdingbar. Doch um überhaupt über längere Zeit gerade sitzen, stehen und gehen zu können, braucht es kräftige Rückenmuskeln.

Ich schwöre beim Training der Rückenmuskulatur auf das Gymnastikband: Es verstärkt die Wirkung der Übungen, sodass Sie in kurzer Zeit mehr Kraft und Beweglichkeit erreichen. Das preiswerte Fitnessgerät gibt es in verschiedenen Stärken. Probieren Sie aus, welches Band für Sie das Richtige ist. Der Dehnwiderstand darf nicht zu leicht, aber auch nicht zu schwer sein.

Für alle folgenden Übungen gilt: Nehmen Sie zuerst eine aufrechte Haltung ein und spüren Sie auch zwischendurch immer wieder nach, ob sie (noch) lotrecht ist. Für Übungen im Sitzen gilt zudem: Setzen Sie sich aufrecht auf die Vorderkante eines Stuhls und lassen Sie die Arme nach unten hängen. Machen Sie sich die gute Haltung bewusst: Sitzen Sie auf den Sitzbeinknochen? Sind die Schultern weit und weder nach vorne noch nach oben gezogen? Ist das Brustbein leicht angehoben und nicht eingesunken? Thront der Kopf auf der Wirbelsäule, als würde ihn ein unsichtbarer Faden nach oben ziehen?

Wichtig: Wickeln Sie das Gymnastikband immer in seiner vollen Breite flächig um die Hände und lassen Sie die Enden lose herunterhängen. Achten Sie außerdem auf die Gelenkwinkelstellung der Handgelenke: Die Unterarme sollen mit den Handrücken auf einer Linie liegen, knicken Sie also die Hände nicht nach unten oder oben, denn das würde die Gelenke belasten.

1 Schwung-oder Lockerungsübung

Diese Übungen kennen Sie schon aus dem vierten Übungsprogramm (siehe Seite 92 und 93).

1. Marschieren Sie mit angewinkelten Ellbogen auf der Stelle, und lassen Sie den Atem gelöst mitfließen – 10 bis 30 Sekunden oder auch länger. Bewegen Sie nach einer Weile Ellbogen und Unterarme noch betonter mit, damit sich auch der Brustkorb mitbewegt.
2. Bleiben Sie aufrecht stehen und beginnen Sie, Ihren Oberkörper nach rechts und links zu drehen. Lassen Sie dabei die Arme locker um den Körper schwingen und den Atem natürlich mitfließen – für 20 bis 40 Sekunden.

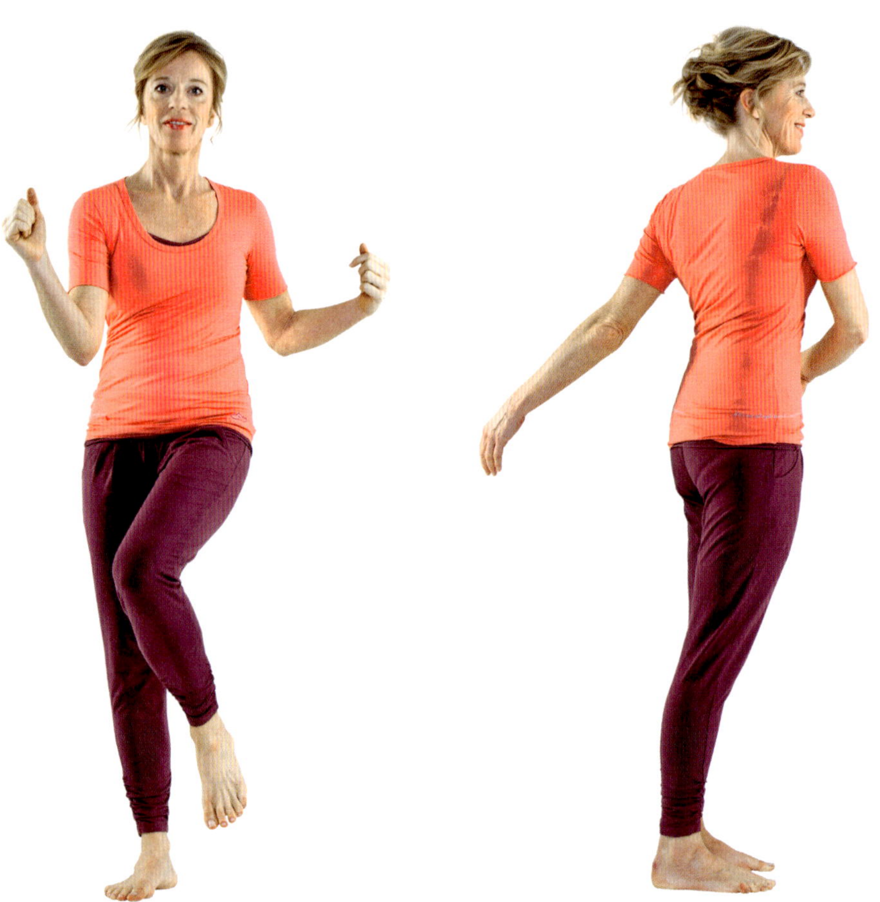

2 Kräftigung der Rückenmuskeln, die aufrechte Haltung einüben

Mit dieser Übung kräftigen Sie Ihre Rückenmuskeln.

1. Setzen oder stellen Sie sich aufrecht hin und strecken Sie beide Arme zur Seite, die Handflächen nach oben, die Ellbogen angebeugt.
2. Wippen Sie die Arme 15- bis 30-mal in Minibewegungen nach hinten und lassen Sie den Atem fließen. Wenn möglich, wippen Sie noch mal 15- bis 30-mal.
3. Legen Sie anschließend die Hände entspannt auf die Oberschenkel und spüren Sie nach.

Als Atemübung: Atmen Sie ein und führen Sie die Arme nach hinten. Mit dem Ausatmen führen Sie die Arme wieder nach vorne und legen die Hände gekreuzt auf den Brustkorb. Atmen Sie stoßweise aber locker durch Lippen aus und ziehen Sie die Schultern mit den Fingern nach unten.

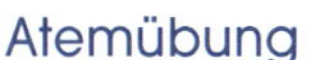
Atemübung

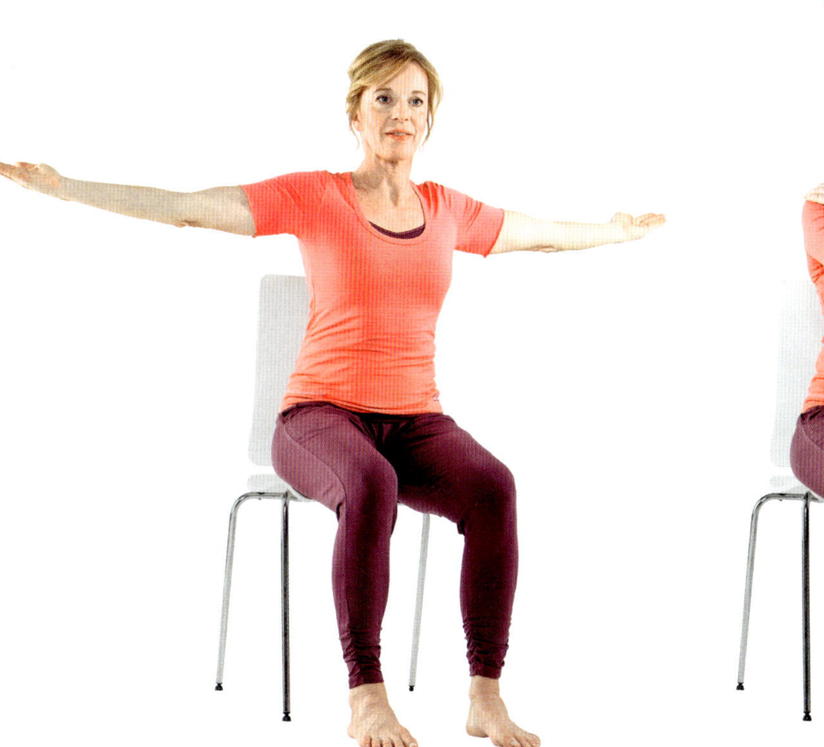

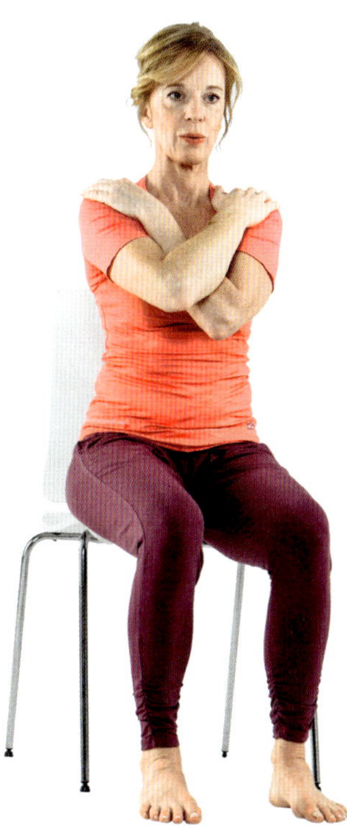

3 Gute Haltung: gedehnter Brustmuskel, vertiefte Atmung

1. Setzen Sie sich auf das eine Ende des Bands und halten Sie das andere Ende mit der linken Hand fest. Wickeln Sie das Band flächig um die Hand.
2. Beugen Sie den Ellbogen und heben Sie die linke Hand auf Schulterhöhe. Das Band sollte sich jetzt in Vorspannung befinden.
3. Ziehen Sie das Band 6- bis 10-mal gegen den Widerstand nach oben und atmen Sie dabei ganz natürlich.
4. Führen Sie den Arm zur Dehnung des Brustmuskels weiter nach hinten.
5. In dieser Dehnstellung atmen Sie 2- bis 4-mal entspannt ein und aus.
6. Führen Sie den Arm zurück, legen Sie die Hand in den Schoß und spüren Sie kurz nach.
7. Wechseln Sie die Seite.

Variation: Atmen Sie durch die Nase ein, wenn das Band auf Schulterhöhe ist, und durch die Lippenbremse aus, wenn Sie es nach oben oder hinten ziehen.

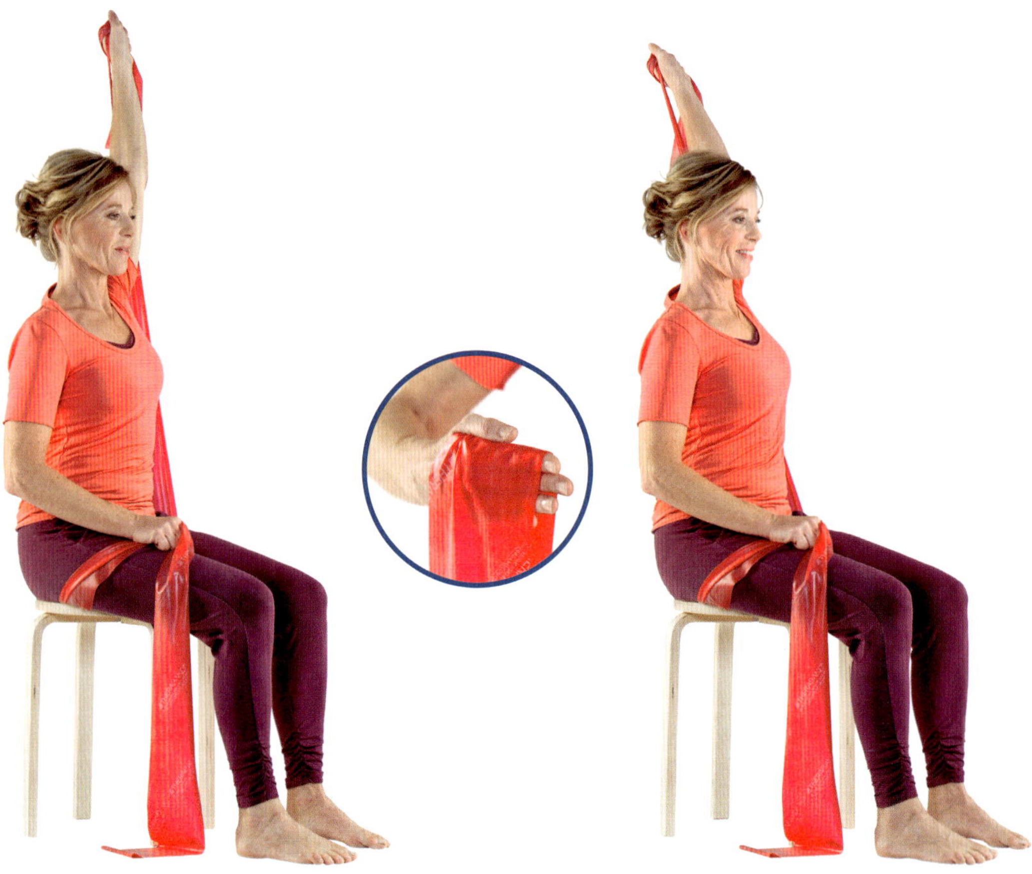

❹ Gute Haltung: Brustkorbdehnung, Atemvertiefung

1. Halten Sie ein Theraband mit beiden Händen etwas mehr als schulterbreit und wickeln Sie es flächig um die Hände, sodass es in einer leichten Vorspannung ist.
2. Ziehen Sie das Band aus dieser Position waagerecht auseinander und lassen Sie es sich dann langsam wieder zusammenziehen. Der Atem fließt dabei ganz natürlich.
3. Nach 6 bis 10 Wiederholungen ziehen Sie das Band dann schräg auseinander (die rechte Hand zieht schräg nach unten, die linke schräg nach oben).
4. Nach abermals 6 bis 10 Wiederholungen führen Sie die Übung dann seitenverkehrt aus.

Variation: Atmen Sie durch die Nase ein, wenn Sie das Band (noch ohne Anstrengung) vor sich halten, und durch den Mund aus, wenn Sie es waagerecht (oder schräg) auseinanderziehen.

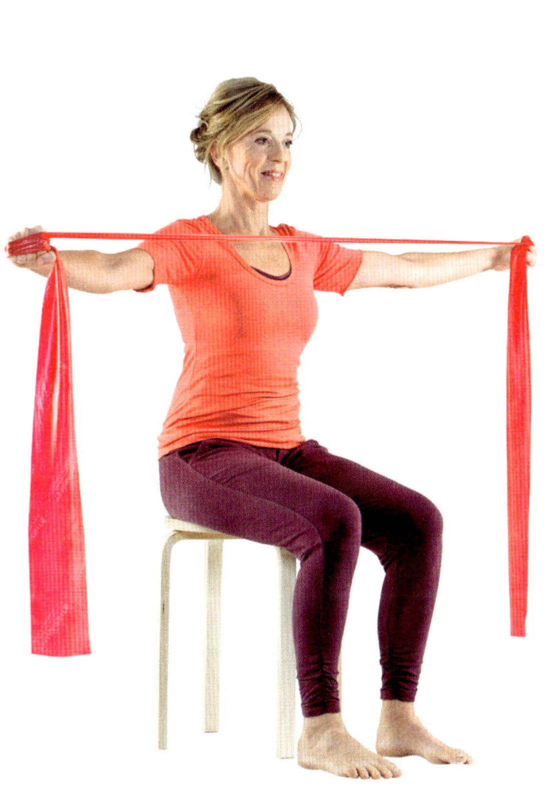

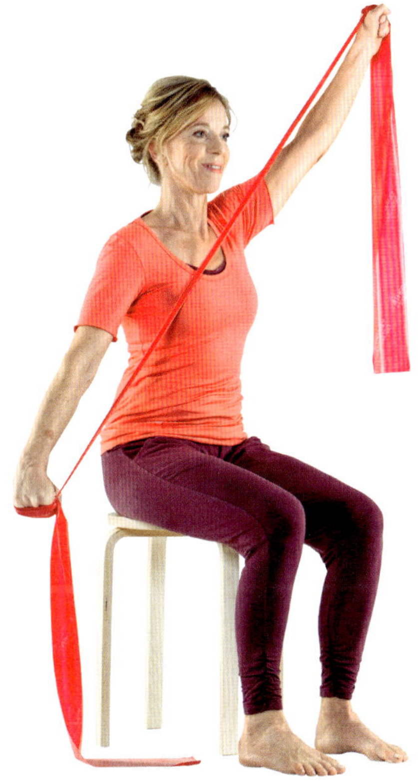

5 Gute Haltung: Brustkorbdehnung, Atemvertiefung

Diese Übung kräftigt Ihre Haltemuskeln, dehnt den Brustkorb und weitet die Atemräume.

1. Heben Sie die Arme mit dem vorgespannten Gymnastikband nach oben über den Kopf und ziehen Sie das Band einige Male auseinander. Lassen Sie den Atem dabei natürlich fließen.

Variation 1:

1. Heben Sie die Arme mit dem vorgespannten Gymnastikband nach oben über den Kopf und atmen Sie dabei ein.
2. Atmen Sie über die Lippenbremse aus und ziehen Sie dabei das Band auseinander. Halten Sie die Dehnspannung so lange Sie ausatmen können. Lösen Sie sie erst beim Einatmen wieder.
3. Wiederholen Sie die Übung 4- bis 6-mal und legen Sie dann die Hände mit dem umwickelten Band locker auf den Oberschenkeln ab.

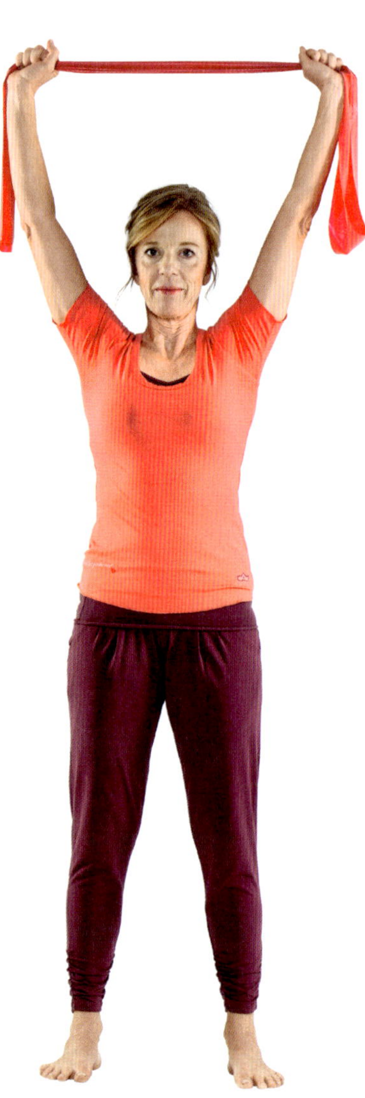

Variation 2: Führen Sie die angehobenen Hände mit dem Band hinter den Kopf und ziehen Sie das Band dort auseinander. Halten Sie die Position, während Sie gleichmäßig atmen.

6 Rückenmuskeln kräftigen, Brustkorb und Atemräume weiten

Die Rückenmuskeln sind bei vielen Menschen ziemlich schwach und sollten deshalb regelmäßig gekräftigt werden. Mit dem Gymnastikband geht das besonders gut, benutzen Sie es daher möglichst oft – am besten jeden Tag.

1. Greifen Sie das Band senkrecht hinter Ihrem Rücken: Eine Hand greift von oben über den Hinterkopf, die andere von unten hinten, etwa in Höhe der Lendenwirbelsäule oder des Beckens.
2. Spannen Sie die Bauchmuskeln an und ziehen Sie die Bandenden auseinander (die obere Hand zieht nach oben und die untere nach unten).
3. Halten Sie die Dehnposition für 2 bis 4 Atemzüge.
4. Spüren Sie anschließend in einer bequemen, aber aufrechten Haltung nach: Können Sie noch etwas von der Weite spüren? Hat sich der Atem vertieft?
5. Wiederholen Sie die Übung 4-mal, wechseln Sie dann die Hände und üben Sie noch einmal.

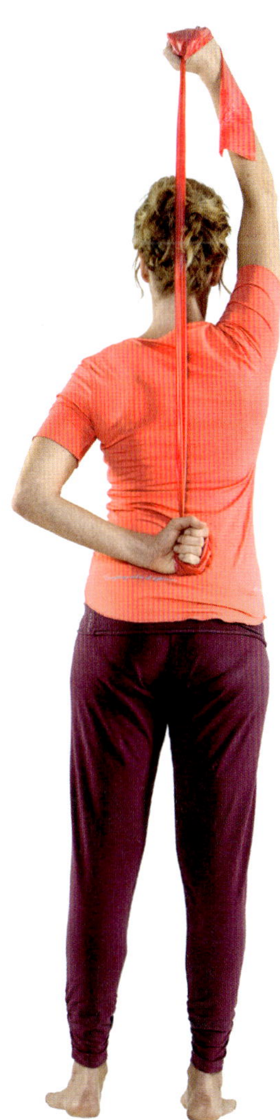

7 Haltemuskeln kräftigen

Wenn die Haltemuskeln gekräftigt und der Brustkorb gedehnt wird, intensiviert sich automatisch auch die Atmung.

1. Sitzen Sie aufrecht auf einem Stuhl und führen Sie das Gummiband unter Ihren Oberschenkeln hindurch. Die Enden vor dem Körper kreuzen.
2. Atmen Sie ein, während Sie die Bandenden in leichter Vorspannung halten.
3. Atmen Sie durch die Lippenbremse aus, während Sie die Bandenden nach außen oben ziehen. Halten Sie die Spannung ausatmend.
4. Beim Einatmen lockern Sie die Spannung und führen die Hände zurück in die Ausgangsposition.
5. Wiederholen Sie das Ganze 4- bis 6-mal.

Variation: Beugen und strecken Sie die Arme 20- bis 30-mal und atmen Sie dabei natürlich weiter. Wechseln Sie zwischendurch immer wieder die Zugrichtung, indem Sie mal zur Seite, mal nach hinten, mal nach oben ziehen. Spüren Sie anschließend nach, ob sich Ihre Haltung geändert hat.

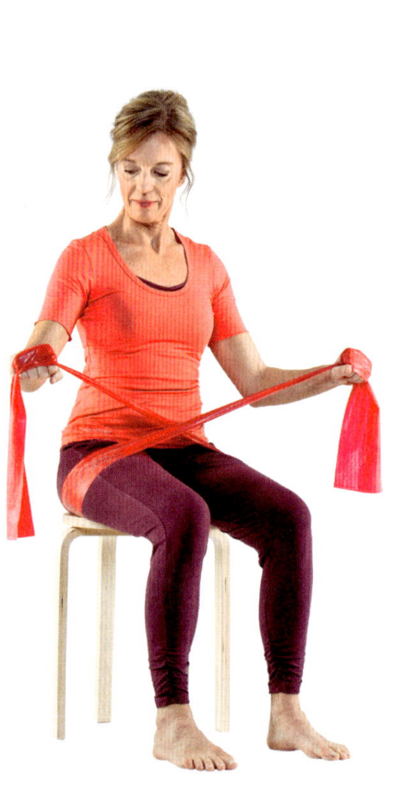

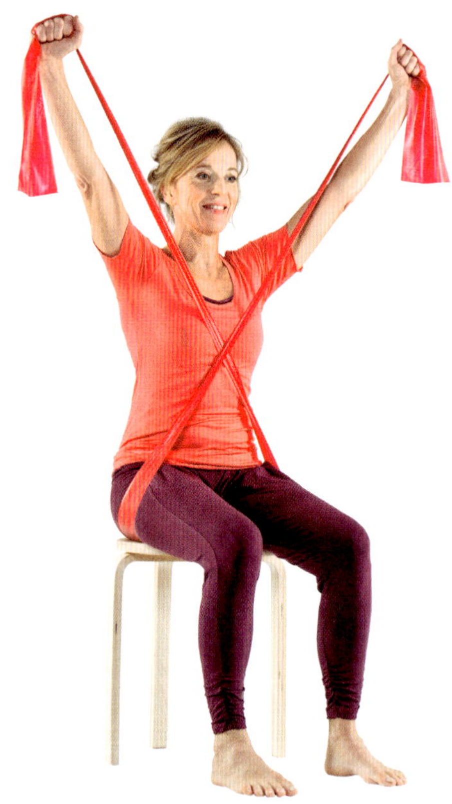

8 Rückenschaukel – Rücken- und Atementspannung

Sanftes Hin-und-her-Rollen entspannt die Rückenmuskeln und vertieft den Atem auf spielerische Weise. Diese Übung eignet sich daher gut als Abschluss für alle Übungsprogramme – und ist außerdem eine gute Möglichkeit, auch zwischendurch zu innerer Ruhe zu finden.

1. Legen Sie sich auf den Rücken und ziehen Sie die Knie zum Oberkörper.
2. Heben Sie Kopf und Schultern leicht an und schaukeln Sie 15- bis 20-mal leicht vor und zurück. Lassen Sie den Atem dabei frei fließen.
3. Spüren Sie anschließend in einer bequemen Position nach: Wie fühlt sich Ihr Rücken jetzt an? Wie und wo können Sie Ihren Atem wahrnehmen? Hat er sich vertieft?

Variation: Lassen Sie Oberkörper, Kopf und Arme auf dem Boden liegen und ziehen Sie die Knie Richtung Brustkorb. Lassen Sie dann die Knie sanft nach rechts und links schaukeln.

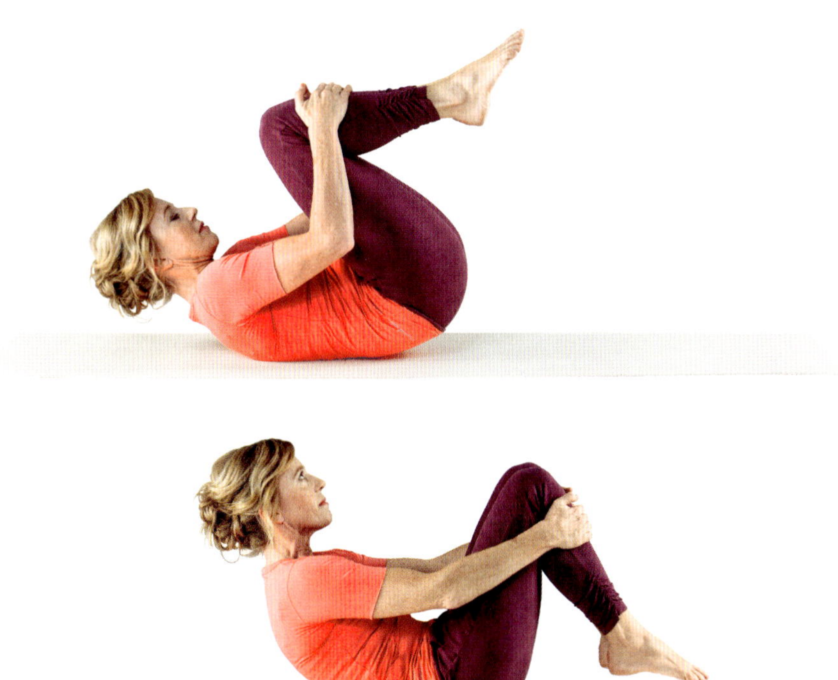

Das Kombi-Atem-Programm

Für alle, die auf der Suche nach einem schnellen Rundum-Programm sind, habe ich diesen Übungszykus zusammengestellt. Er lockert, kräftigt und weitet die (Atem-)Muskulatur, unterstützt dieAusatmung und fördert die Entspannung.

1 Die Arme schwingen

1. Stellen Sie sich aufrecht auf den Boden und beginnen Sie, Ihren Oberkörper nach rechts und links zu drehen. Lassen Sie dabei die Arme locker um den Körper schwingen und den Atem natürlich mitfließen. 20 bis 40 Sekunden.
2. Spüren Sie einen Moment nach, wie der Atem sich vertieft hat und der Brustkorb sich jetzt anfühlt.

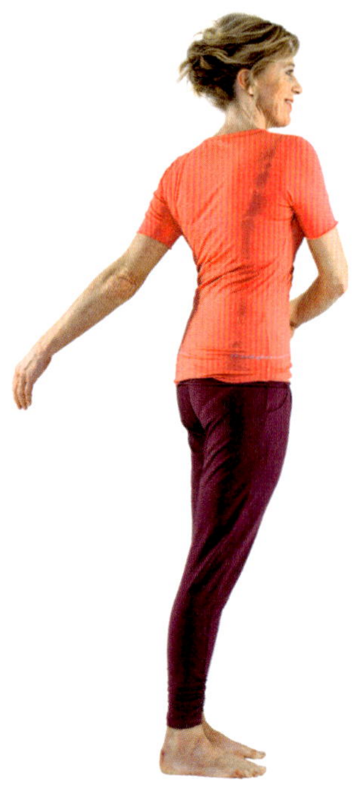

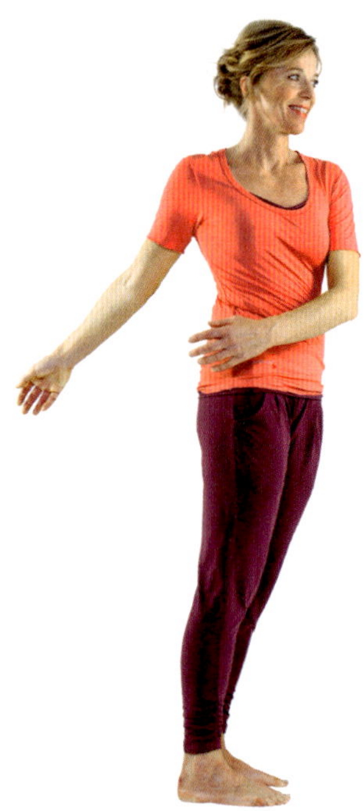

2 Den Brustkorb abklopfen, die Bronchien befreien

1. Sitzen Sie aufrecht auf einem Stuhl und beklopfen Sie den Brustkorb unterhalb der Schlüsselbeine mit den Fingerkuppen oder lockeren Fäusten.
2. Trommeln Sie auf diese Weise bis zum Brustbein und wieder zurück. Sie können dabei durch die Nase ein- und durch die Lippenbremse ausatmen. Noch besser aber ist es, Sie atmen auf ein summendes „mmmm …“ aus so werden leichte Vibrationen auf die Bronchien übertragen.

3 Aufrechte Haltung und Rückenmuskeln kräftigen

1. Setzen oder stellen Sie sich aufrecht hin und strecken Sie beide Arme waagerecht zur Seite, Handflächen nach oben, Ellbogen leicht gebeugt.
2. Wippen Sie die Arme in Minibewegungen 15- bis 30-mal nach hinten und lassen Sie den Atem dabei gelöst fließen.
3. Legen Sie die Hände auf die Oberschenkel und spüren Sie nach.
4. 4- bis 6-mal wiederholen.

Als Atemübung: Führen Sie die Arme fast gestreckt nach hinten und atmen Sie durch die Nase ein. Während Sie langsam durch die Lippenbremse wieder ausatmen, führen Sie die Arme nach vorne, legen die Hände über Kreuz auf die Schultern und ziehen am Schluss der Ausatmung die Schultern mit den Fingern nach unten.

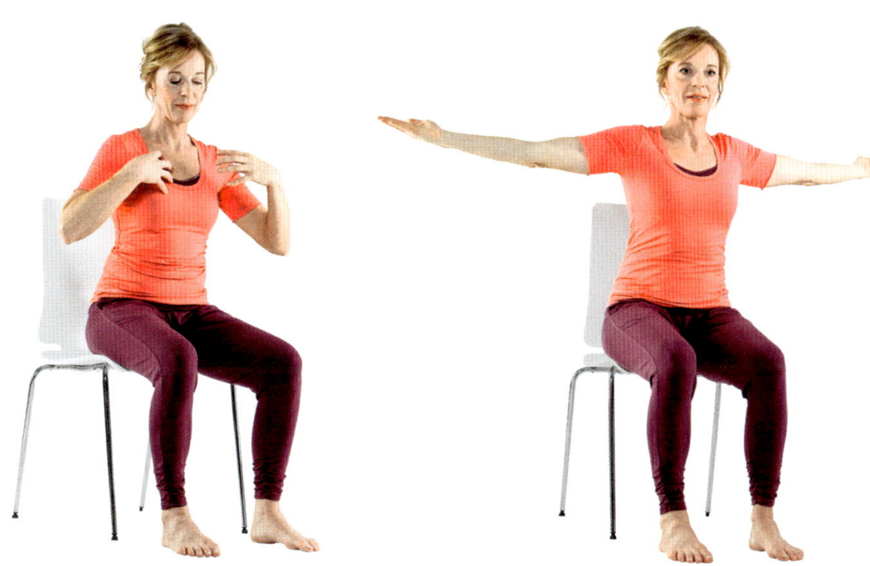

4 Brustkorb dehnen und weiten

1. Stellen Sie sich einen großen Schritt vor eine Wand, beugen Sie den Oberkörper so weit nach vorne, dass der Rücken gerade ist und mit den gestreckten Armen eine Linie bildet und legen Sie die Hände etwa in Schulterhöhe an die Wand. Der Blick geht Richtung Boden.
2. Beugen Sie die Knie ein wenig, schieben Sie das Gesäß nach hinten und spüren Sie die Dehnung im Schulter-Brustkorb-Bereich. Lassen Sie den Atem fließen.
3. Verharren Sie 10 bis 30 Sekunden in der Dehnung und spüren Sie danach in einer angenehmen Position nach. Wie fühlt sich der Brustkorb jetzt an?

5 Die Ausatmung unterstützen

1. Stellen Sie sich mit hüftbreit geöffneten Armen aufrecht hin, heben Sie beide Arme seitlich langsam bis weit nach oben (Handflächen nach oben) und atmen Sie durch die Nase ein.

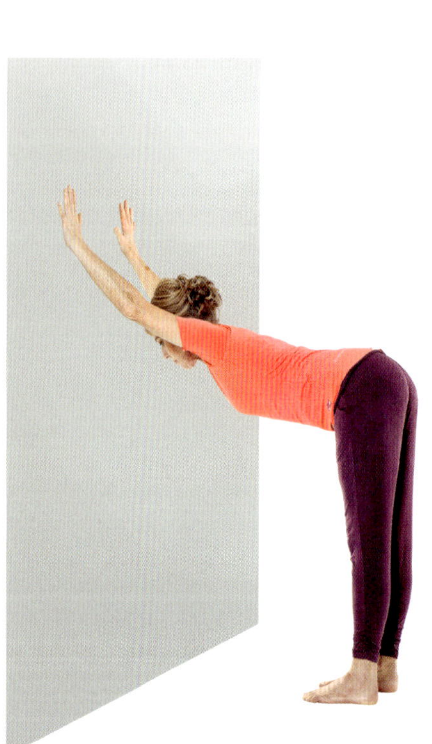

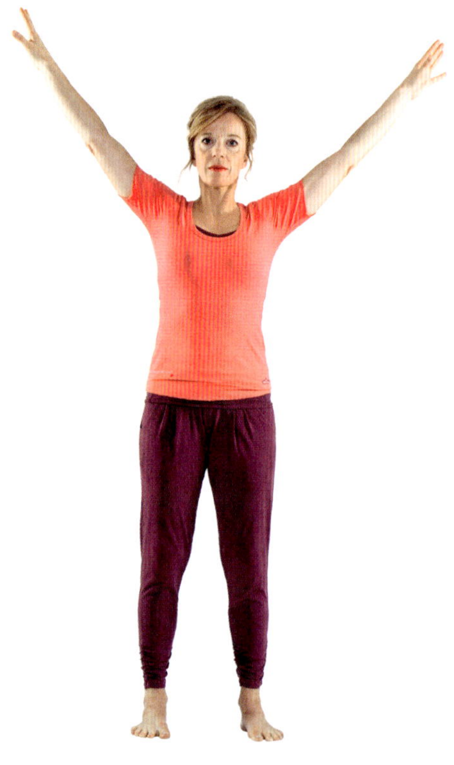

2. Drehen Sie die Arme in den Schultergelenken so, dass die Handflächen nach unten zeigen. Während Sie langsam stoßweise entweder durch die gespitzten Lippen oder auf „sch, sch, sch …“ oder „puuuuuh …“ durch den Mund ausatmen, senken Sie die Arme Stück für Stück nach unten.
3. Wenn die Arme wieder neben dem Körper sind, schieben Sie Fingerspitzen und Schultern bewusst noch weiter in Richtung Boden.

6 Atemwahrnehmung und Atementspannung

1. Setzen Sie sich aufrecht auf einen Stuhl und legen Sie die Hände auf den Bauch: Lassen Sie den Atem in Richtung Bauch und Beckenboden fließen und nehmen Sie wahr, wie sich die Bauchdecke hebt und senkt. Beim Einatmen weitet sie sich etwas, beim Ausatmen schwingt sie sanft zurück.
2. Nach einigen Atemzügen legen Sie die Handrücken auf die Oberschenkel, schließen die Augen, lassen Schultern und Schulterblattspitzen bewusst nach unten sinken und in Richtung Boden ziehen. Der Kopf thront mittig auf der Halswirbelsäule, das Kinn ist ein wenig gesenkt. Auch Ihr Gesicht mit seinen vielen kleinen Muskeln ist jetzt ganz entspannt.
3. Konzentrieren sich auf den ein- und ausströmenden Atem und die Bewegung Ihrer Bauchdecke: Beobachten Sie mit Ihrem „inneren Auge“, wie er kommt und geht – und fühlen Sie sich dabei wohl, gelöst und zufrieden.

Tipp: Wenn Sie wollen, können Sie sich für diese Abschlussübung auch auf den Boden legen. Sie eignet sich außerdem hervorragend als Entspannungsmethode vor dem Einschlafen.

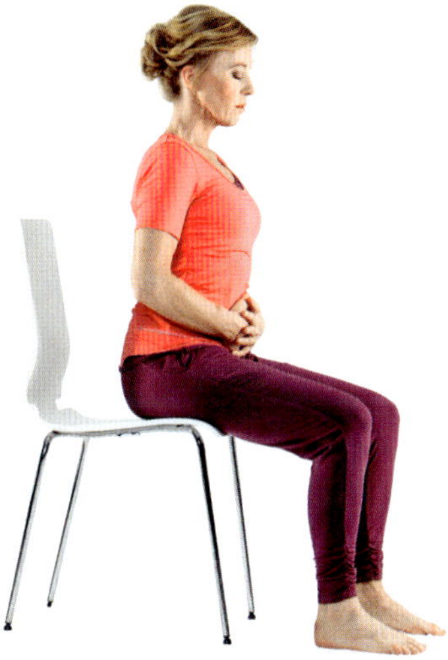

Sachregister

Übungsregister

Impressum

Hinweis: Die Ratschläge/Informationen in diesem Buch sind von Autorin und Verlag sorgfältig erwogen und geprüft, dennoch kann eine Garantie nicht übernommen werden. Eine Haftung der Autorin bzw. des Verlags und seiner Beauftragten für Personen-, Sach- und Vermögensschäden ist ausgeschlossen.

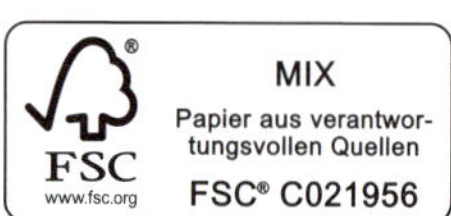

Verlagsgruppe Randomhouse FSC® N001967

Projektleitung: Inga Heckmann
Lektorat: Sylvie Hinderberger
Bildredaktion und Organisation der Fotoproduktion: Sabine Kestler
Satz: Christopher Hammond
Korrektorat: Susanne Langer-Joffroy
Herstellung: Reinhard Soll
Umschlaggestaltung und Konzeption: zeichenpool, München

Bildnachweis:

Fotografie: Forster & Martin, München
Assistenz: Adam Judak
Model: Isabelle Strikos
Haare/Make up: Tina Maucher
Mit Ausnahme von: Istockphoto: 18 (artbyjulie); Shutterstock: U1 (David M. Schrader), 28 (Alila Medical Media); Sience Photo Library: 15, 22 (Asklepios Medical Atlas), 21 (Sebastian Kaulitzki)

Für die freundliche Unterstützung der Fotoproduktion danken wir:
Kamah Yoga, www.kamahyoga.com
Wanthai, www.wanthai.de

Druck und Bindung: Alcione, Trento

Printed in Italy

ISBN 978-3-517-09744-2

1. Auflage 2019